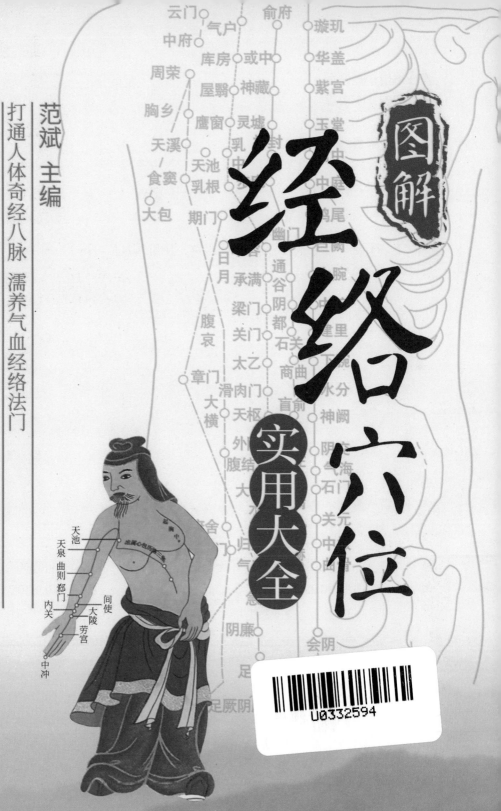

图解

经络穴位实用大全

范斌 主编

打通人体奇经八脉 濡养气血经络法门

经络运行全身气血，气血维持人体生命活动。只有全身经络正常贯通，人体各部分机能方可达到协调平衡。

华龄出版社
HUALING PRESS

责任编辑：郑建军

责任印制：李未圻

图书在版编目（CIP）数据

图解经络穴位实用大全 / 范斌主编. -- 北京 ：华
龄出版社，2021.7

ISBN 978-7-5169-2015-2

Ⅰ. ①图… Ⅱ. ①范… Ⅲ. ①经络－图解②穴位－图
解 Ⅳ. ①R224.4-64

中国版本图书馆CIP数据核字(2021)第127613号

| 书 名： | 图解经络穴位实用大全 |
| 作 者： | 范斌 |

出版发行：华龄出版社

地 址：	北京市东城区安定门外大街甲57号	邮 编：	100011
电 话：	010-58122255	传 真：	010-84049572
网 址：	http://www.hualingpress.com		

印 刷：	水印书香（唐山）印刷有限公司	
版 次：	2021年7月第1版	2021年7月第1次印刷
开 本：	710mm×1000mm 1/16	印 张：15
字 数：	200千字	
定 价：	69.00元	

〉前言

经络的存在对于全身器官的协调运行和平衡等都是不可或缺的。作为人体内网状交织的气血运行通道，有主干和分支之别，包括经脉和络脉两部分，其中纵行的干线称为经脉，由干线分出的至全身各个部位的分支网络称为络脉。其中，经脉以十二经脉为主，络脉以十五络脉为主。它们纵横交贯，遍布全身，将人体内外、脏腑、肢节连成一个有机的整体。经络系统的主要功能是：联系脏腑，沟通内外；运行气血，营养全身；抗御病邪，保卫机体。

本书用简洁的语言描述人体经络的各种保健作用，倡导通过刺激经络穴位来治疗预防疾病的养生手段，让您发现蕴藏在自己身体里的"医疗系统"，教您做自己的"主治医生"。本书让您一看就懂：完整收录全身409个经穴、奇穴，一穴双图，穴义、功效、主治全掌握；让您一学就会：三秒钟取穴方法，五分钟对症按摩，养生祛病超简单；让您一生受益：四十多种常见病的按摩手法，一病多穴，全面激发身体最优抵抗力。

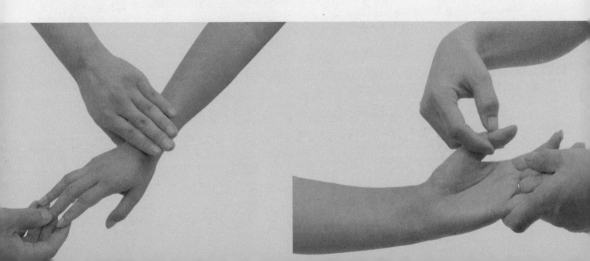

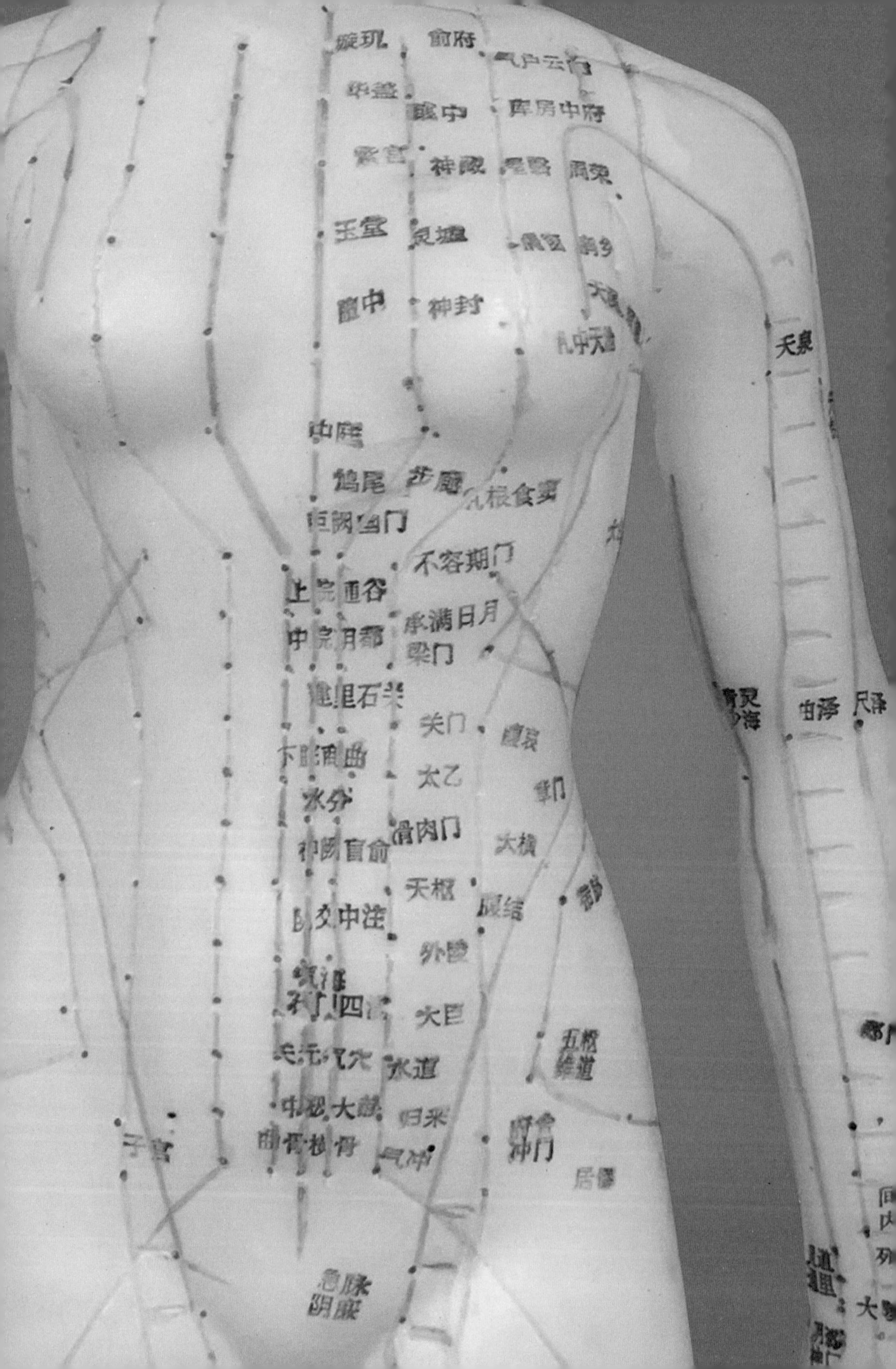

璇玑
俞府
华盖
库房中府
神藏
玉堂
膻中
神封
天泉
中庭
鸠尾
步廊
乳根食窦
幽门
不容期门
通谷
承满日月
中脘
阴都
梁门
建里石关
关门
商曲
太乙
水分
滑肉门
大横
天枢
腹结
中注
大巨
水道
五枢
维道
中极
大赫
归来
子宫
曲骨
气冲
冲门
居髎
急脉
阴廉
尺泽

> 目录

>>>

第四章

足太阴脾经：气血生化之源

听宫
天容
天宗
小海
少泽

第五章

手少阴心经：掌管人体生死的君王

第六章

手太阳小肠经：心脏功能 "晴雨表"

第七章

足太阳膀胱经：人体排毒通道的掌控者

第八章

足少阴肾经：人体健康之本

第九章

手厥阴心包经：救命的经络

第十章

手少阳三焦经：人体血气运行的要道

第十一章

足少阳胆经：强身健体的"万金油"

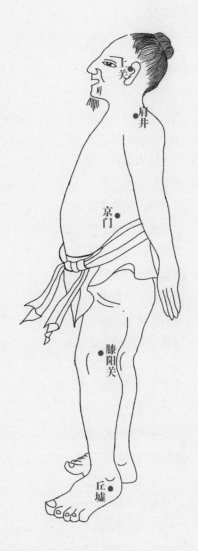

第十二章

足厥阴肝经：身怀绝技的治病高手

第十五章

奇穴：对症治疗，效果神奇

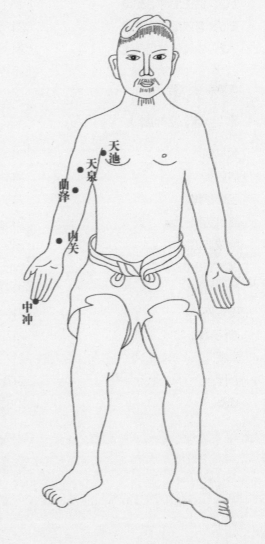

第十六章

常见病特效按摩法

❯第一章

›››

手太阴肺经：肺脏健康的"晴雨表"

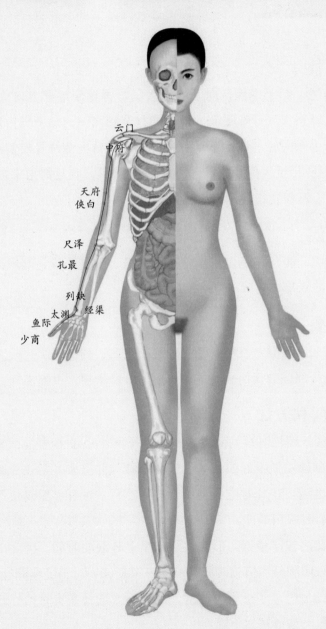

云门
中府
天府
侠白
尺泽
孔最
列缺
太渊　经渠
鱼际
少商

手太阴肺经
凡 11 穴
左右共 22 穴位

手太阴肺经

手阳明大肠经

足阳明胃经

足太阴脾经

手少阴心经

手太阳小肠经

足太阳膀胱经

足少阴肾经

手厥阴心包经

手少阳三焦经

足少阳胆经

足厥阴肝经

督脉

任脉

奇穴

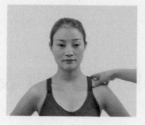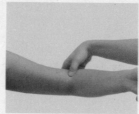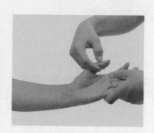

经脉循行

手太阴肺经，起于中焦，向下联络大肠，再返回沿胃上口，穿过横膈，入属于肺。从肺系（气管喉咙部）向外横行至腋窝下，沿上臂内侧下行，循行于手少阴与手厥阴经之前，下至肘中，沿着前臂内侧桡骨尺侧缘下行，经寸口动脉搏动处，行至大鱼际，再沿大鱼际桡侧缘循行直达拇指末端。其支脉，从手腕后分出，沿着食指桡侧直达食指末端。

主要病候

咳嗽、气喘、少气不足以息、咯血、伤风、胸部胀满、咽喉肿痛、缺盆部和手臂内侧前缘痛、肩背部寒冷、疼痛等。

主治概要

1. 肺系病症：咳嗽、气喘、咽喉肿痛、咯血、胸痛等。

2. 经脉循行部位的其他病症：肩背痛，肘臂挛痛，手腕痛等。

保养时间和方法

手太阴肺经，流注时辰为清晨 3～5 点（寅时）。此时经脉气血循行流注至肺系，因此肺部功能不好的人（如气喘，肺气肿患者）常在此时咳嗽，呼吸困难。保养之道可在此时吃补肺饮食，如燕窝、银耳、罗汉果等，在清晨醒来，尚未开口时服用最佳。

保养肺经此时按摩最好，但此时正是早上睡眠的时间。因此，可在同名经，也就是足太阴脾经当值的时段（9:00～11:00）对肺经和脾经进行按摩。拍打肺经循行部位时，不可用力过度，尽量不要选择在寅时拍打或按摩，以免影响睡眠质量，造成精力下降。

中府 通肺经，治腹胀

中，中焦；府，聚。肺经起于中焦，是中焦脾胃之气聚汇肺经之处。

【定　位】位于胸部，横平第1肋间隙，锁骨下窝外侧，前正中线旁开6寸。

【功效主治】宣肺止咳。主治咳嗽、气喘、胸满痛、肩背痛。

【快速取穴】正立，双手叉腰，锁骨外侧端下方有一凹陷，该处再向下1横指即是。

【保健按摩】咳嗽不止时，点按中府穴和肺俞穴各200次，有即时止咳的功效。每天坚持按摩，可强化淋巴循环，减轻胸闷、肩背痛。

云门 消气解闷又能治咳嗽

云，云雾，指肺气；门，门户。穴在胸上部，如肺气出入的门户。

【定　位】位于胸部，锁骨下窝凹陷中，肩胛骨喙突内缘，前正中线旁开6寸。

【功效主治】化痰散结。主治咳嗽、气喘、胸痛、肩背痛。

【快速取穴】正立，双手叉腰，锁骨外侧端下方的三角形凹陷处即是。

【保健按摩】每天早晚用中指指腹点揉云门穴，每次1~3分钟，坚持按摩，可远离咳嗽痰多症状。云门还可辅助降压，高血压患者可常按揉。

天府 缓解过敏性鼻炎

天，天空，指上而言；府，聚集处。本穴是肺气聚集之处。

【定　位】位于臂前区，腋前纹头下3寸，肱二头肌桡侧缘处。

【功效主治】宣肺止咳，镇惊止血。主治咳嗽、气喘、鼻衄、瘿气、上臂痛。

【快速取穴】臂向前平举，俯头，鼻尖接触上臂内侧处即是。

【保健按摩】常用中指指腹按揉天府穴，每次左右各按1~3分钟，对鼻部有很好的保健作用，能够预防鼻塞、鼻炎等。

手太阴肺经 手阳明大肠经 足阳明胃经 足太阴脾经 手少阴心经 手太阳小肠经 足太阳膀胱经 足少阴肾经 手厥阴心包经 手少阳三焦经 足少阳胆经 足厥阴肝经 督脉 任脉 奇穴

侠白 缓解肋间神经痛

侠，通"夹"；白，白色属肺。两臂下垂，本穴夹于肺之两旁。

【定　　位】位于臂前区，腋前纹头下4寸，肱二头肌桡侧缘处。

【功效主治】宣肺理气，宽胸和胃。主治咳嗽、气喘、干呕、肋间神经痛。

【快速取穴】先找到天府，向下1横指处即是。

【保健按摩】常用中指指腹揉按侠白穴，每次左右各按1～3分钟，能补益肺气，预防因肺气不足造成的心跳过速、恐惧。

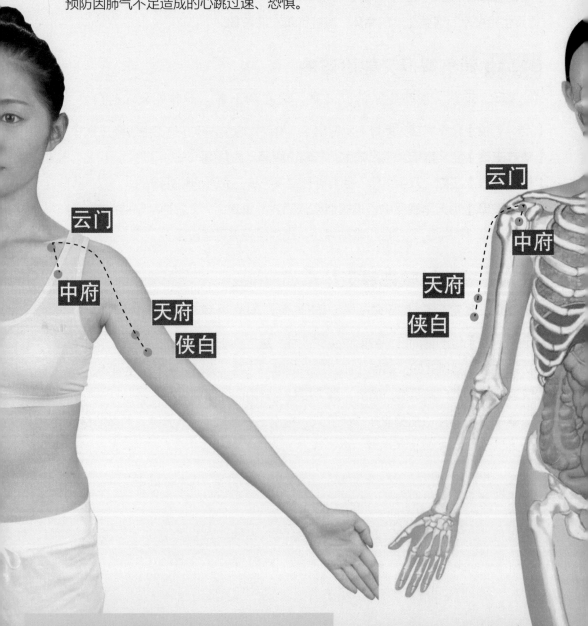

尺泽　补肾养肺的养生要穴

尺，指尺部（腕至肘之前臂）；泽，沼泽。穴在尺部肘窝陷中，脉气流注入此，如水注沼泽。

【定　　位】位于肘区，肘横纹上，肱二头肌腱桡侧缘凹陷中。

【功效主治】清宣肺气，泻火降逆。主治咳嗽、气喘、咯血、咽喉肿痛、肘臂挛痛、急性吐泻、中暑、小儿惊风。

【快速取穴】屈肘时，触及肌腱，其外侧缘即是。

【保健按摩】弯曲拇指，以指腹按压，每次左右手各按压 1 ~ 3 分钟。坚持按摩可补益肺和肾，调节身体虚实。

孔最　止血戒烟要穴

孔，孔隙；最，多。意指本穴孔隙最深。

【定　　位】位于前臂前区，腕掌侧远端横纹上 7 寸，尺泽与太渊连线上。

【功效主治】清热，发表，利咽。主治咯血、咳嗽、气喘、咽喉肿痛、肘臂挛痛。

【快速取穴】伸臂仰掌，于尺泽与太渊的连线上，距太渊穴 7 寸处即是。

【保健按摩】常用拇指指腹按压孔最穴 1 ~ 3 分钟，可以预防因长时间蹲坐而造成的痔疮，也可以调理肺气、清热止血。

列缺　补肺益肾要穴

列，指分解、裂开；缺，指缺口、空隙。古称闪电为列缺。穴在腕上之裂隙与衣袖之边缘处，所经之气常如闪电也。

【定　　位】位于前臂桡侧缘，桡骨茎突上方，腕横纹上 1.5 寸，当肱桡肌与拇长展肌腱之间。

【功效主治】宣肺解表，通经活络，通调任脉。主治咳嗽、气喘、咽喉肿痛、偏正头痛、齿痛、项强痛、口眼㖞斜、手腕痛。

【快速取穴】两手虎口自然平直交叉，一手食指按在另一手桡骨茎突上，指尖下凹陷中是穴。

【保健按摩】常用食指指腹揉按列缺穴，每次 1 ~ 3 分钟，可治疗健忘等病症。

手太阴肺经　手阳明大肠经　足阳明胃经　足太阴脾经　手少阴心经　手太阳小肠经　足太阳膀胱经　足少阴肾经　手厥阴心包经　手少阳三焦经　足少阳胆经　足厥阴肝经　督脉　任脉　奇穴

尺泽

孔最

列缺

经渠

列缺

经渠

经渠　理气降逆治咳嗽

经，经过；渠，沟渠。经脉通过的渠道。

【定　　位】位于前臂前区，腕掌侧远端横纹上1寸，桡骨茎突与桡动脉之间。

【功效主治】宣肺理气，清肺降逆。主治咳嗽、气喘、胸痛、咽喉肿痛、手腕痛。

【快速取穴】仰掌，在腕横纹上1寸，当桡骨茎突内侧与桡动脉之凹陷处即是。

【保健按摩】在气不太顺时，可用中指指腹揉经渠穴4～5分钟，有降逆平喘的作用，能使呼吸轻松顺畅。

太渊　调整肺功能特效穴

太，高大之意；渊，深水、深潭。太渊，口中津液名，意思是经气深如潭水。

【定　　位】位于腕掌横纹桡侧端，桡动脉的桡侧凹陷中。

【功效主治】和血行气，止咳化痰。主治咳嗽、气喘、无脉症、腕臂痛。

【快速取穴】仰掌，当掌后第一横纹上，用手摸有脉搏跳动处的桡侧凹陷处即是。

【保健按摩】常用拇指掐按太渊穴，每次 1 ~ 3 分钟，可防治老年慢性支气管炎。

鱼际　润肺化痰治咳血

鱼，指拇掌肌肉的形状；际，边际。手掌拇指侧肌肉肥厚，其形似鱼，穴位位于它的边际。

【定　　位】位于第 1 掌骨中点桡侧，赤白肉际处。

【功效主治】清热开窍，利咽镇痉。主治咳嗽、咯血、咽干、咽喉肿痛、掌中热、小儿疳积。

【快速取穴】取侧掌，微握掌，腕关节稍向下屈，于第 1 掌骨中点赤白肉际处即是。

【保健按摩】日常用两手对搓，或用另一只手的拇指按压鱼际穴，感觉酸痛时，再稍稍坚持一会儿，能增强肺功能，可治痰热咳嗽。

少商　感冒咽痛不再烦

少，指小的意思；商，指五音之一，肺音为商。少商，是商的高音，言为金气所止或为金气初生之处也。

【定　　位】位于手拇指末节桡侧，距指甲角 0.1 寸。

【功效主治】清肺利咽，消肿止痛。主治咽喉肿痛、鼻衄、高热、昏迷、癫狂。

【快速取穴】一只手拇指伸直，另一只手拇指、食指轻握，拇指弯曲掐按伸直的拇指指甲角边缘处即是。

【保健按摩】常用拇指指尖轻轻掐揉少商穴，揉到少商不痛，对防治慢性咽炎非常有效，还可以预防感冒。

手太阴肺经　手阳明大肠经　足阳明胃经　足太阴脾经　手少阴心经　手太阳小肠经　足太阳膀胱经　足少阴肾经　手厥阴心包经　手少阳三焦经　足少阳胆经　足厥阴肝经　督脉　任脉　奇穴

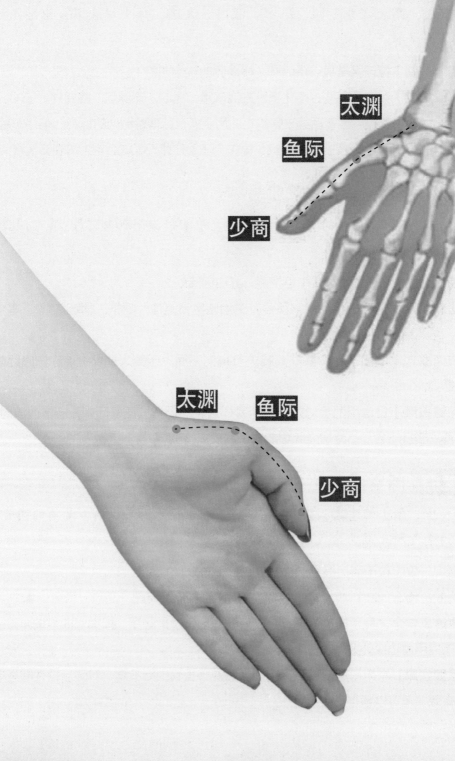

太渊

鱼际

少商

太渊　　鱼际

少商

> 第二章

手阳明大肠经：肺和皮肤的保护神

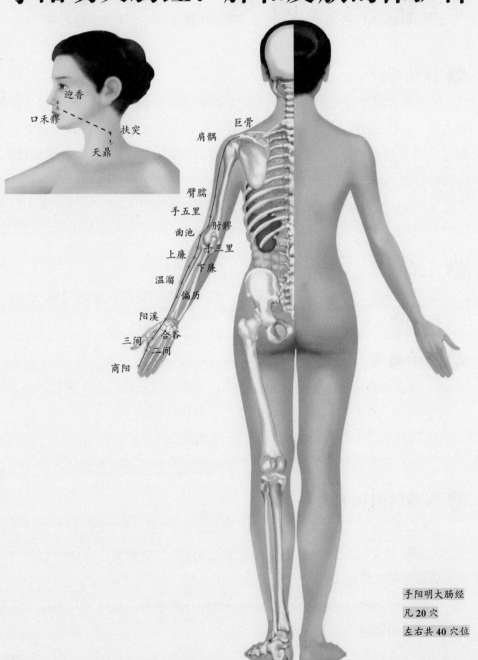

迎香
口禾髎
扶突
天鼎

巨骨
肩髃
臂臑
手五里
曲池
肘髎
手三里
上廉
下廉
温溜
偏历
阳溪
三间　合谷
二间
商阳

手阳明大肠经
凡 20 穴
左右共 40 穴位

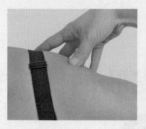 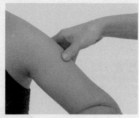 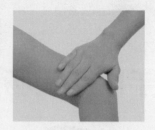

经脉循行

手阳明大肠经，起于食指之尖端（桡侧），沿食指桡侧，经过第 1、2 掌骨之间，上行至腕后两筋之间，沿前臂外侧前缘，至肘部外侧，再沿上臂外侧前缘上行到肩部，经肩峰前，向上循行至背部，与诸阳经交会于大椎穴，再向前行进入缺盆，络于肺，下行穿过横膈，属于大肠。其支脉，从缺盆部上行至颈部，经面颊进入下齿之中，又返回经口角到上口唇，交会于人中（水沟穴），左脉右行，右脉左行，止于对侧鼻孔旁。

主要病候

腹痛，肠鸣，泄泻，便秘，痢疾，咽喉肿痛，齿痛，鼻流清涕或出血，本经循行部位疼痛，热肿或寒冷等。

主治概要

1. 头面五官病症：齿痛、咽喉肿痛、鼻衄、口眼㖞斜、耳聋等。

2. 热病、神志病：热病昏迷、眩晕、癫狂等。

3. 肠胃病症：腹胀、腹痛、肠鸣、泄泻等。

4. 经脉循行部位的其他病症：手臂酸痛、半身不遂、手臂麻木等。

保养时间和方法

卯时（5:00 ~ 7:00）大肠蠕动，排出毒物渣滓。肺与大肠相表里。肺将充足的新鲜血液布满全身，紧接着促使大肠进入兴奋状态，完成吸收食物中的水分和营养、排出渣滓的过程。

清晨起床后最好养成排便的习惯。晨起一杯温水，也可稀释血液，有预防血栓形成的作用。

商阳　调节消化功能，加快新陈代谢

商，古代五音之一，属金；阳，阴阳之阳。大肠属金，在音为商；阳，指阳经，商阳为手阳明大肠经首穴。

【定　　位】位于手指，食指末节桡侧，距指甲角 0.1 寸。

【功效主治】清泻阳明，宣肺利咽，开窍醒神。主治齿痛、咽喉肿痛、热病、昏迷。

【快速取穴】指末节指甲根角，靠拇指侧的位置。

【保健按摩】常用拇指指尖掐一掐商阳穴，能旺盛大肠经的气血，调节消化道功能，加快人体新陈代谢，对身体有强壮补益的作用。

二间　清热消肿目昏

二，概数，在此表示较小之意。间，间隔，空隙。此为大肠经第二穴。

【定　　位】位于手指，第 2 掌指关节桡侧远端赤白肉际处。

【功效主治】清泄阳明，消肿止痛。主治鼻衄、齿痛、热病。

【快速取穴】微握拳，在手食指本节（第 2 掌指关节）前，桡侧凹陷处即是。

【保健按摩】常用拇指指腹揉按二间穴数次，每次 1 ~ 3 分钟，有治疗和预防肠道消化功能紊乱的作用。

三间　牙痛从此不眷顾

三，第三；间，间隙，指穴。此为大肠经第三穴。

【定　　位】位于手背，第 2 掌指关节桡侧近端凹陷中。

【功效主治】清泻阳明，通调腑气。主治齿痛、咽喉肿痛、腹胀、肠鸣、嗜睡。

【快速取穴】微握拳，在食指桡侧，第 2 掌指关节后凹陷处即是。

【保健按摩】常用拇指指腹揉按三间穴，每次 1 ~ 3 分钟，可调和脾胃，改善消化不良等症。

手太阴肺经　手阳明大肠经　足阳明胃经　足太阴脾经　手少阴心经　手太阳小肠经　足太阳膀胱经　足少阴肾经　手厥阴心包经　手少阳三焦经　足少阳胆经　足厥阴肝经　督脉　任脉　奇穴

合谷 清热止痛急救穴

　　合，结合；谷，山谷。穴在第1、第2掌骨之间，局部呈山谷样四陷。

【定　　位】位于手背，第2掌骨桡侧的中点处。

【功效主治】镇静止痛，通经活经，清热解表。主治头痛、目赤肿痛、齿痛、鼻衄、口眼㖞斜、耳聋、发热恶寒、热病无汗或多汗、经闭、滞产。

【快速取穴】轻握拳，拇指、食指指尖轻触，另一手握拳外，拇指指腹垂直下压即是。

【保健按摩】用拇指掐捏患者合谷穴，持续2～3分钟，可缓解因中暑、中风、虚脱等导致的晕厥。

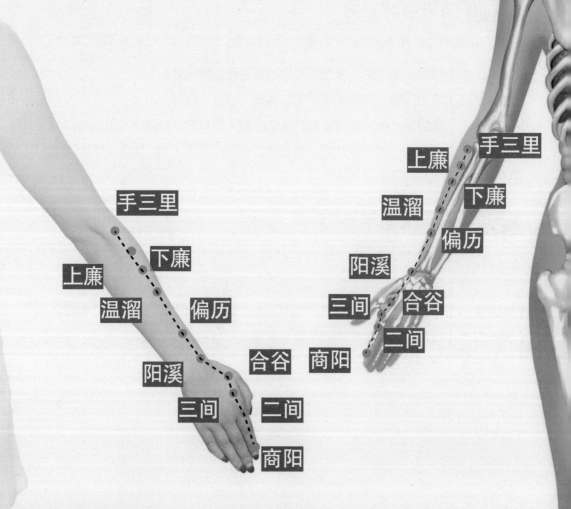

阳溪　补阳气、提精神的要穴

阳，指阳经；溪，山洼流水之沟。指本穴在手背之阳的两筋凹陷明显处。

【定　　位】位于腕区，腕背侧远端横纹桡侧，桡骨茎突远端，解剖学"鼻烟窝"凹陷中。

【功效主治】疏通经络，通利关节。主治头痛、目赤肿痛、耳聋、手腕痛。

【快速取穴】微握拳，在手腕桡侧，当两筋（拇长伸肌腱与拇短伸肌腱）之间，腕关节桡侧处即是。

【保健按摩】常用拇指指尖垂直掐按此穴，每次 1 ~ 3 分钟，可以有效防治脑中风和高烧不退等症。

偏历　龋齿牙痛特效穴

偏，偏离；历，行经。大肠经从这里分出络脉，偏行肺经。

【定　　位】位于前臂，腕背侧远端横纹上 3 寸，阳溪与曲池连线上。

【功效主治】清泻阳明，通调水道。主治耳鸣、手臂酸痛、腹部胀满、水肿。

【快速取穴】两手虎口垂直交叉，当中指端落于前臂背面，所指处有一凹陷，即为此穴。

【保健按摩】常用拇指指腹揉按偏历穴，每次 1 ~ 3 分钟，可以预防面部神经麻痹和脑中风。

温溜　祛除体内的寒邪

温，温暖；溜，流通。本穴有温通经脉之功，善治肘臂寒痛。

【定　　位】位于前臂，腕背侧远端横纹上 5 寸，阳溪与曲池连线上。

【功效主治】清泻阳明，消肿止痛，安神通腑。主治头痛、面肿、咽喉肿痛、疔疮、肩背酸痛、肠鸣腹痛。

【快速取穴】先确定阳溪穴的位置，向上量取 7 横指处即是。

【保健按摩】常用拇指指腹揉按温溜穴，每次 1 ~ 3 分钟，可以预防手凉、手心爱流冷汗。

手太阴肺经
手阳明大肠经
足阳明胃经
足太阴脾经
手少阴心经
手太阳小肠经
足太阳膀胱经
足少阴肾经
手厥阴心包经
手少阳三焦经
足少阳胆经
足厥阴肝经
督脉
任脉
奇穴

下廉　调理肠胃治目痛

下，下方；廉，边缘。穴在前臂背面近桡侧缘，上廉之下。

【定　位】位于前臂，肘横纹下 4 寸，阳溪与曲池连线上。

【功效主治】疏经通络，清肠利腑。主治肘臂痛、头痛、眩晕、目痛、腹胀、腹痛。

【快速取穴】前臂背面桡侧，阳溪与曲池连线上，肘横纹下 4 寸处即是。

【保健按摩】将食指与中指并拢，以指腹垂直按压此穴，左右臂各 1 ~ 3 分钟，可缓解网球肘、肘关节炎、肘臂痛等病症。

上廉　痛经络、利关节

上，上方；廉，边缘。穴在前臂背面近桡侧缘，下廉穴之上。

【定　位】位于前臂，肘横纹下 3 寸，阳溪与曲池连线上。

【功效主治】疏经通络，清肠利腑。主治肘臂痛、半身不遂、手臂麻木、头痛、肠鸣、腹痛。

【快速取穴】屈肘侧掌，在前臂背面桡侧，阳溪穴与曲池穴的连线上，曲池穴下 4 横指处即是。

【保健按摩】常配合按摩上廉穴、下廉穴，每次 1 ~ 3 分钟，可清肠毒、治便秘。

手三里　润化脾燥治腹泻

手，上肢；三，数词；里，古代有以里为寸之说。穴在上肢，因距手臂肘端三寸，故名手三里。

【定　位】位于前臂，肘横纹下 2 寸，阳溪与曲池连线上。

【功效主治】通经活络，消肿止痛。主治手臂无力、上肢不遂、腹痛、腹泻、齿痛、颊肿。

【快速取穴】在前臂背面桡侧，阳溪与曲池穴连线上，肘横纹下 3 横指处即是。

【保健按摩】常用拇指指腹按压手三里穴，对精神镇定有效，可治疗精神性阳痿。

曲池　疏风清热要穴

曲，弯曲；池，水的围合之处、汇合之所。曲池，地名。穴在肘臂屈曲时肘横纹端凹陷处，经气至此，犹如水之入池。

【定　　位】位于肘区，在尺泽与肱骨外上髁连线中点凹陷处。

【功效主治】解表热，清热毒。主治手臂痹痛、上肢不遂、热病、眩晕、腹痛、吐泻、咽喉肿痛、齿痛、目赤肿痛、瘾疹、湿疹、瘰疬、癫狂。

【快速取穴】屈肘成直角，尺泽与肱骨外上髁连线的中点处即是。

【保健按摩】平时可通过按压此穴来平稳血压，达到预防高血压的效果。

肘髎　颈椎病的特效穴

肘，肘部；髎，骨隙。穴在肘部，靠近骨隙处。

【定　　位】位于肘区，肱骨外上髁上缘，髁上嵴的前缘。

【功效主治】通经活络，舒筋利节。主治肘臂部疼痛、麻木、挛急。

【快速取穴】屈肘，在曲池穴上方，肱骨边缘处，从曲池向外斜上1拇指宽，当肱三头肌的外缘处即是。

【保健按摩】每天早晚用拇指指腹按揉肘髎穴，每次1～3分钟，长期坚持，可预防肩周炎。

手五里　止咳化痰治臂痛

手，上肢；五，数词；里，古代有以里为寸之说。穴在上肢，当天府下5寸，手三里上5寸处。

【定　　位】位于臂部，肘横纹上3寸，曲池与肩髃连线上。

【功效主治】疏筋利节，调和气血。主治肘臂挛痛、瘰疬。

【快速取穴】屈肘时，在臂外侧，曲池与肩髃连线上，曲池上4横指处。

【保健按摩】用拇指指腹按揉手五里穴，每次1～3分钟，能缓解上肢的不适感。

手太阴肺经　手阳明大肠经　足阳明胃经　足太阴脾经　手少阴心经　手太阳小肠经　足太阳膀胱经　足少阴肾经　手厥阴心包经　手少阳三焦经　足少阳胆经　足厥阴肝经　督脉　任脉　奇穴

臂臑　清热理气瘦手臂

臂，通指上肢；臑，上臂肌肉隆起处。穴在上肢肌肉隆起处。

【定　位】位于臂部，曲池上7寸，三角肌前缘处。

【功效主治】清热明目，通经通络，理气消痰。主治肩臂疼痛不遂、颈项拘挛、瘰疬、目疾。

【快速取穴】垂臂屈肘时，肱骨外侧三角肌下端即是。

【保健按摩】常用食指、中指共同画圈状按压此穴位，感到酸痛的力度即可，可缓解颈、肩部酸痛。

肩髃　防治肩周炎要穴

肩，肩部；髃，隅角。穴在肩角部。

【定　位】位于三角肌区，肩峰外侧缘前端与肱骨大结节两骨间凹陷中。

【功效主治】通经活络，疏散风热。主治肩臂挛痛、上肢不遂、瘾疹。

【快速取穴】屈臂外展，肩峰外侧缘呈现前后两个凹陷，前下方的凹陷处即是。

【保健按摩】平时多用手掌大鱼际处搓揉或者用中指指腹点揉肩髃穴，可预防肩关节炎。

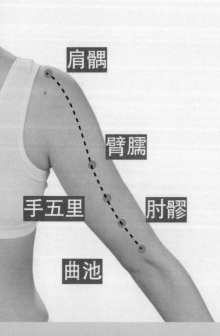

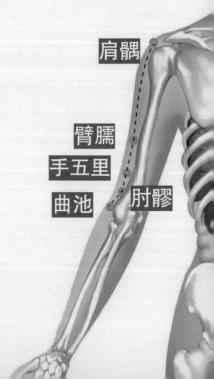

巨骨　理气化痰的特效穴

巨，大；骨，骨骼。古称锁骨为巨骨。穴近锁骨肩峰端。

【定　位】位于肩胛区，锁骨肩峰端与肩胛冈之间凹陷中。

【功效主治】通经理气，化痰散结。主治肩臂挛痛、臂不举、瘰疬、瘿气。

【快速取穴】正坐垂肩，在肩锁关节后缘，当锁骨与肩胛冈形成的叉骨间即是。

【保健按摩】常用中指指腹按摩巨骨穴，每次1～3分钟，能缓解咽喉肿痛，预防听力减退。

天鼎　治呃逆特有效

天，天空，指上面而言；鼎，古器物名。头形似鼎，穴在耳下颈部。

【定　位】位于颈部，横平环状软骨，胸锁乳突肌后缘。

【功效主治】理气化痰，清咽利膈。主治暴喑气哽、咽喉肿痛、吞咽困难、瘰疬、瘿气。

【快速取穴】先找到扶突穴，再找到锁骨上窝中央，两者连线中点处即是。

【保健按摩】用中指指腹按压天鼎穴，每次1～3分钟，可缓解扁桃体红肿所造成的疼痛及喉咙阻塞等症状。

扶突　止咳平喘有奇效

扶，旁边；突，隆起，指喉结。穴在喉结旁。

【定　位】位于胸锁乳突肌区，横平喉结，胸锁乳突肌前、后缘中间。

【功效主治】清咽消肿，理气降逆。主治咳嗽、气喘、咽喉肿痛、暴喑、瘰疬、瘿气。

【快速取穴】头微侧，手指置于平喉结的胸锁突肌肌腹中点，按压有酸胀感处即是。

【保健按摩】用大拇指指腹按揉扶突穴100～200次，每天坚持，可防治落枕、咳嗽。

手太阴肺经　手阳明大肠经　足阳明胃经　足太阴脾经　手少阴心经　手太阳小肠经　足太阳膀胱经　足少阴肾经　手厥阴心包经　手少阳三焦经　足少阳胆经　足厥阴肝经　督脉　任脉　奇穴

口禾髎　疏风利窍治鼻病

口，口部；禾，谷物；髎，间隙。谷物从口入胃，穴在口旁骨隙中。

【定　　位】位于面部，横平人中沟上 1/3 与下 2/3 交点，鼻孔外缘直下。

【功效主治】疏风清热，通鼻利窍。主治鼻塞、鼽衄、口㖞、口噤。

【快速取穴】鼻孔外缘直下，平鼻唇沟上 1/3 处即是。

【保健按摩】用食指指腹按压口禾髎穴，每次 5 ~ 10 分钟，以有酸痛感为宜，对过敏性鼻炎、鼻前庭炎和慢性鼻炎均有较好疗效。

迎香　治疗各种颜面疾患的要穴

迎，迎接；香，香气。本穴在鼻旁，能治鼻病，改善嗅觉，进而迎来香气。

【定　　位】位于面部，鼻翼外缘中点旁，鼻唇沟中。

【功效主治】疏散风热，通利鼻窍。主治鼻塞、鼽衄、口㖞、面痒、胆道蛔虫症。

【快速取穴】双手食指、中指并拢，中指指尖分别贴鼻翼两侧，食指指尖处即是。

【保健按摩】常用食指指腹垂直按压迎香穴，每次 1 ~ 3 分钟，能使鼻子保持舒畅，还可预防肺病。

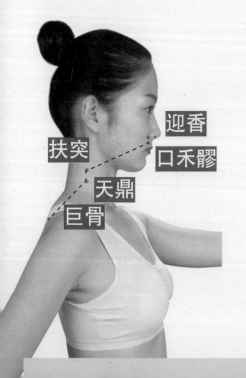

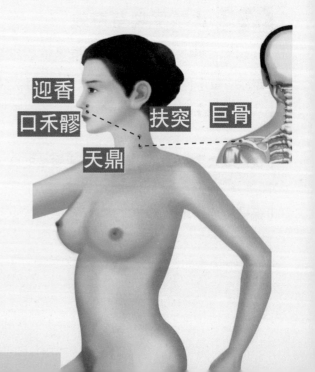

> 第三章

足阳明胃经：人体的后天之本

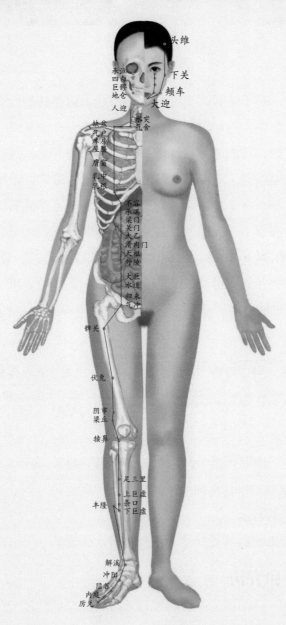

头维
承泣
四白
巨髎
地仓
人迎
下关
颊车
大迎
水突
气舍
缺盆
气户
库房
屋翳
膺窗
乳中
乳根
不容
承满
梁门
关门
太乙
滑肉门
天枢
外陵
大巨
水道
归来
气冲
髀关
伏兔
阴市
梁丘
犊鼻
足三里
上巨虚
条口
下巨虚
丰隆
解溪
冲阳
陷谷
内庭
厉兑

足阳明胃经
凡 45 穴
左右共 90 穴位

手太阴肺经
手阳明大肠经
足阳明胃经
足太阴脾经
手少阴心经
手太阳小肠经
足太阳膀胱经
足少阴肾经
手厥阴心包经
手少阳三焦经
足少阳胆经
足厥阴肝经
督脉
任脉
奇穴

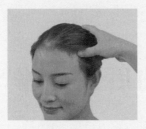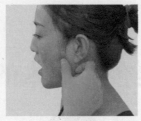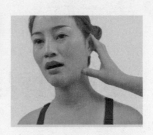

经脉循行

足阳明胃经，起于鼻旁，上行鼻根，与足太阳经脉相会合，再沿鼻的外侧下行，入上齿龈中，返回环绕口唇，入下唇交会于承浆穴；再向后沿下颌下缘，至大迎穴处，再沿下颌角至颊车穴，上行到耳前，过足少阳经的上关穴处，沿发际至额颅部。其支脉，从大迎前下走人迎穴，沿喉咙入缺盆，下横膈，入属于胃，联络于脾。其直行的经脉，从缺盆沿乳房内侧下行，经脐旁到下腹部的气冲部；一支脉从胃口分出，沿腹内下行，至气冲部与直行经脉相会合。由此经髀关、伏兔穴下行，至膝关节中。再沿胫骨外侧前缘下行，经足背到第2足趾外侧端厉兑穴；一支脉从膝下3寸处分出，下行到中趾外侧端；一支脉从足背分出，沿足大趾内侧直行到末端。

主要病候

肠鸣、腹胀、水肿、胃痛、呕吐或消谷善饥、口渴、咽喉肿痛、鼻衄、热病、发狂、胸及膝髌等本经循行部位疼痛等症。

主治概要

1. 胃肠病症：食欲不振，胃痛，呕吐，噎膈，腹胀，泄泻，痢疾，便秘等。

2. 头面五官病症：目赤痛痒，目翳，眼睑瞤动。

3. 神志病：癫狂。

4. 经脉循行部位的其他病症：下肢痿痹，转筋。

保养时间和方法

辰时（7：00～9：00）对应胃经，此时胃经最活跃，一定要吃早餐。每天在这段时间敲胃经最好，可以启动人体的"发电"系统。

承泣　清热泻火预防黑眼圈

承，承受；泣，泪水。谓常为泪水之承受处。

【定　位】位于面部，眼球与眶下缘之间，瞳孔直下。

【功效主治】补益气血，疏风清热，泻火解毒。眼睑目瞤动、迎风流泪、夜盲、近视、口眼㖞斜、面肌痉挛。

【快速取穴】正坐位，直视前方，瞳孔直下，下眼眶边上。

【保健按摩】双手食指指腹按揉承泣穴 30 ～ 50 次，以局部感到酸胀为度，可缓解视力模糊、迎风流泪等症状。

四白　明目美白穴

四,四方；白，光明。谓目病取此则四顾皆光明洁白。

【定　位】位于面部，瞳孔直下，颧骨上方凹陷中。

【功效主治】祛风明目，通经活络。主治目赤痛痒、眼睑目瞤动、目翳、口眼㖞斜、面痛、面肌痉挛、头痛、眩晕。

【快速取穴】正坐或仰靠，双眼平视时，瞳孔正中央下约 0.6 寸处即是。

【保健按摩】每天坚持按摩四白穴，可有效舒缓眼部疲劳；每天坚持用手指按压四白穴，再配上人迎穴，美白除皱的效果更好。

巨髎　美化脸部曲线

巨，大；髎，近骨的孔隙。穴在上腭骨与颧骨交接之巨大空隙中，泛指为面部髎孔之巨大者。

【定　位】位于面部，横平鼻翼下缘，瞳孔直下。

【功效主治】清热息风，明目退翳。主治口眼㖞斜、眼睑目瞤动、鼻衄、齿痛、唇颊肿。

【快速取穴】直视前方，沿瞳孔垂直线向下，与鼻翼下缘水平线交点凹陷处即是。

【保健按摩】用拇指指腹由内向外按摩巨髎、颧髎两穴位，可帮助消除面部水肿，紧实肌肤，并能美化面部线条。

地仓 治口喎流涎特效穴

　　地，指土地所产之谷物；仓，仓廪、仓库。意为口腔犹如谷物仓库的组成部分。

【定　　位】位于面部，口角外侧，上直对瞳孔。

【功效主治】舒筋活络，活血化瘀。主治口喎、流涎、眼睑目眴动。

【快速取穴】正坐，直视前方，沿瞳孔直下垂线向下轻推，至与口角水平线的交点处，按之有酸胀感。

【保健按摩】用双手食指指尖垂直下压两侧地仓穴，稍用力掐揉，每次 1～3 分钟。长期坚持按摩地仓穴，可以降低胃温，从而抑制食欲。

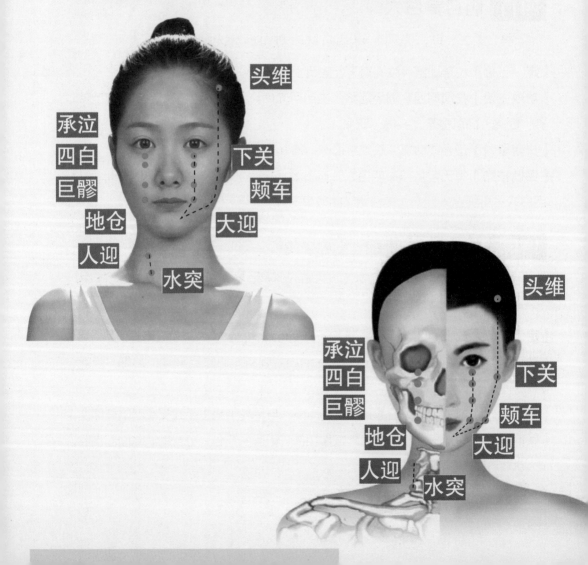

大迎　祛风消肿、利口齿

大，指大气；迎，迎接。指其可以迎受先后天之气与居于大迎骨之处也。

【定　　位】位于面部，下颌角前方，咬肌附着部的前缘凹陷中，面动脉搏动处。

【功效主治】祛风通络，消肿止痛。主治口角㖞斜、颊肿、齿痛。

【快速取穴】头部侧面下颌骨部位，嘴唇斜下、下巴骨的凹陷处。

【保健按摩】用拇指指腹点按大迎穴100～200次，可治疗口角㖞斜。

颊车　面部按摩轮廓美

颊，面颊，此处指上颌骨；车，车轮，指下颌骨。颊车，即下颌关节可以转动之处。

【定　　位】位于面颊部，下颌角前上方约1横指（中指），当咀嚼时咬肌隆起，按之凹陷处。

【功效主治】祛风清热，开关通络。主治齿痛、牙关不利、颊肿、口角㖞斜。

【快速取穴】正坐或仰卧仰靠，下颌角前上方约1横指，当咀嚼时咬肌隆起，按之凹陷处。

【保健按摩】用中指指腹压在咬肌隆起处揉按，以有酸胀感为宜，可治疗面颊疼痛、牙关不利等症。

下关　护耳止痛用此穴

下，上之对；关，机关、关节。穴在下颌关节颧弓下方，与上关互相对峙。

【定　　位】位于面部，颧弓下缘中央与下颌切迹之间凹陷中。

【功效主治】疏风清热，解痉止痛。主治牙关不利、面痛、齿痛、口眼㖞斜、耳聋、耳鸣、聤耳。

【快速取穴】耳前方，颧骨与下颌之间的凹陷处。合口有孔，张口即闭。

【保健按摩】用双手中指或食指指腹，放于同侧面部下关穴，适当用力按揉0.5～1分钟。对风火上冲和阳明热盛所致的面痛、齿痛等有较好的疗效。

手太阴肺经　手阳明大肠经　足阳明胃经　足太阴脾经　手少阴心经　手太阳小肠经　足太阳膀胱经　足少阴肾经　手厥阴心包经　手少阳三焦经　足少阳胆经　足厥阴肝经　督脉　任脉　奇穴

头维　让你的头发更秀美

头，头部；维，隅角、维系、维护。谓穴居头之隅角，是维系头冠之处。

【定　　位】位于头部，额角发际直上 0.5 寸，头正中线旁开 4.5 寸。

【功效主治】祛风泻火，止痛明目。主治头痛、目眩、目痛。

【快速取穴】发际点向上一指宽，嘴动时肌肉也会动之处。

【保健按摩】用拇指指腹按揉头维穴，顺时针方向按揉约 1 分钟，然后逆时针方向按揉约 1 分钟，可缓解头痛。

人迎　调气补气，缓解咽喉痛

人，指人体与生命；迎，迎接。谓喉结两旁之动脉，可以迎受天地五脏之气以养人也。

【定　　位】位于颈部，横平喉结，胸锁乳突肌前缘，颈总动脉搏动处。

【功效主治】理气降逆，利咽散结，通经活络。主治瘿气、瘰疬、咽喉肿痛、高血压、气喘。

【快速取穴】正坐或仰靠的姿势，前颈喉结外侧大约两横指处即是。

【保健按摩】用拇指指腹按压人迎穴，每次 1 ~ 3 分钟，有利于促进面部的血液循环，使面部的皮肤保持紧致。

水突　咽喉疾病的主治医师

水，水谷；突，指穿凿成的洞穴。意为穴乃阳明水谷之气穿突而出之处。

【定　　位】位于颈部，横平环状软骨，胸锁乳突肌前缘。

【功效主治】平喘利咽，清热散结。主治咽喉肿痛，咳嗽，气喘。

【快速取穴】胸锁乳突肌的前缘，人迎穴与气舍穴连线的中点。

【保健按摩】用中指指腹按揉水突穴，每次 1 ~ 3 分钟，可治疗咽喉肿痛、咳嗽。

气舍　止咳平喘化痰特有效

气，指呼吸之气；舍，宅舍。穴在喉咙之旁，犹如气之宅舍。

【定　　位】位于颈部，当锁骨内侧端的上缘，胸锁乳突肌的胸骨头与锁骨头之间。

【功效主治】调气，化瘀，散结。主治咽喉肿痛、瘿瘤、瘰疬、气喘、呃逆、颈项强痛。

【快速取穴】正坐或仰卧，锁骨根部稍中凹陷处即是。

【保健按摩】用中指指腹按压气舍穴，对止呃逆非常有效。

缺盆　人体内健康的"聚宝盆"

缺，空缺；盆，阔口盛器。古解剖名。锁骨上窝正如盆之无盖，空虚如缺。

【定　　位】位于锁骨上窝中央，距前正中线 4 寸。

【功效主治】宣肺调气，清热散结。主治咳嗽、气喘、咽喉肿痛、缺盆中痛、瘰疬。

【快速取穴】正坐位，在乳中线上，锁骨上窝中点处。

【保健按摩】用拇指指腹按压对侧缺盆穴，每次左右各按 3 分钟，可缓解咳嗽、气喘症状。

气户　胸胀理当找此穴

气，指呼吸之气；户，门户。呼吸之气经此可以出入停留，居住藏护也。

【定　　位】位于胸部，锁骨下缘，前正中线旁开 4 寸。

【功效主治】调肺气，止喘咳。主治咳嗽、气喘、呃逆、胸胁支满、胸痛。

【快速取穴】正坐位，乳中线与锁骨下缘相交的凹陷处，按压有酸胀感。

【保健按摩】按摩时用双手食指指端点按气户穴，以上胸部有胀痛感为宜，可通乳腺治乳痈，治疗打嗝上气。

手太阴肺经

手阳明大肠经

足阳明胃经

足太阴脾经

手少阴心经

手太阳小肠经

足太阳膀胱经

足少阴肾经

手厥阴心包经

手少阳三焦经

足少阳胆经

足厥阴肝经

督脉

任脉

奇穴

库房　健美乳房治气喘

库，仓库；房，房室。指穴在胸旁，有如肺气之仓库。

【定　　位】位于胸部，第1肋间隙，前正中线旁开4寸。

【功效主治】理气宽胸，清热化痰。主治咳嗽、气喘、咳唾脓血、胸胁胀痛、乳痈、乳癖。

【快速取穴】正坐或仰卧，从乳头沿垂直线向上推3个肋间隙，按压有酸胀感处即是。

【保健按摩】用食指点揉库房穴1～2分钟，也可用艾条灸，灸时距皮肤2～3厘米，每次10分钟左右，可治疗胸胁胀痛、气喘等症。

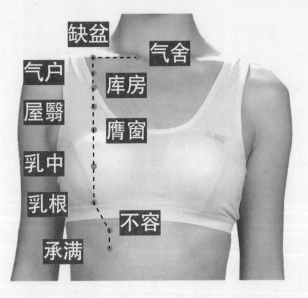

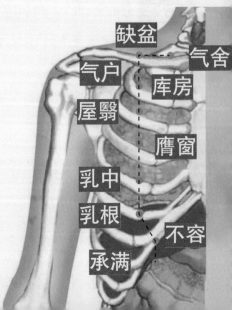

屋翳　胸肋胀痛特效穴

屋，覆盖；翳，掩蔽。指穴当覆蔽胸部之处也。

【定　　位】位于胸部，第 2 肋间隙，前正中线旁开 4 寸。

【功效主治】降逆平喘，消痈止痛。主治咳嗽、气喘、咳唾脓血、胸肋胀痛、乳痈。

【快速取穴】正坐或仰卧，从乳头沿垂直线向上推 2 个肋间隙，按压有酸胀感处即是。

【保健按摩】用手掌大鱼际紧贴于屋翳穴，沿肋间左右轻擦，至微热为度，然后用拇指着力由轻至重，待产生酸、麻、胀、痛感为度。治疗乳腺炎、乳腺增生。

膺窗　理气宽胸丰胸穴

膺，前胸；窗，窗户。谓穴能开通胸膺的壅塞与位于膺服之边缘也。

【定　　位】位于胸部，当第 3 肋间隙，距前正中线 4 寸。

【功效主治】宽胸理气，止咳平喘。主治咳嗽、气喘、胸肋胀痛、乳痈。

【快速取穴】正坐或仰卧，从乳头沿垂直线向上推 1 个肋间隙，按压有酸胀感处即是。

【保健按摩】双手手心从左右两边轻柔地包裹住一侧的乳房，然后双手收紧，用位于乳房根部的拇指从下将乳房向上拨，左右反复各 10 次，可丰胸美乳。

乳中　促进消化按此穴

乳，指乳头；中，指中央。穴当乳头之正中。

【定　　位】位于胸部，当第 4 肋间隙，乳头中央，距前正中线 4 寸。

【功效主治】通络活血。主治滞气、乳痈、癫狂痫。

【快速取穴】正坐位或仰卧位，第 4 肋间隙，乳头正中即为乳中穴所在。

【保健按摩】每天早晚坚持用中指、食指指腹着力按压乳中穴、膻中穴、乳根穴可达到通络活血、促进乳汁分泌的作用，治产后缺乳。

乳根 丰胸下乳

乳，指乳房；根，指根底。穴当乳房之根底部。

【定　　位】位于胸部，当乳头直下，乳房根部，当第 5 肋间隙，距前正中线 4 寸。

【功效主治】通乳化瘀，宣肺利气。主治咳嗽、气喘、呃逆、胸痛、乳痈、乳汁少。

【快速取穴】正坐或仰卧，从乳头向下推 1 个肋间隙，按压有酸胀感处即是。

【保健按摩】将拇指、食指分开，用虎口处轻轻上托乳房，食指或中指稍用力下压，缓慢点揉位于肋间隙内的乳根穴 5 ～ 10 分钟，动作宜轻柔缓和，逐渐用力。

不容 和胃理气治腹部胀满

不，不能，不可；容，容纳，包容。谓其可治胃不能容诸病也。

【定　　位】位于上腹部，脐中上 6 寸，距前正中线 2 寸。

【功效主治】调中和胃，理气止痛。主治呕吐、食欲不振、腹胀。

【快速取穴】正坐或仰卧位，在脐上两个 4 横指，巨阙穴旁开 3 横指处取穴。

【保健按摩】用双手手指端按压不容穴，并做环状运动，力度宜轻，每次 3 分钟左右，每日 2 次。

承满 一按止胃痛

承，承受；满，充满。上腹可以承受饱满之处，且可用以消除胀满。

【定　　位】位于上腹部，脐中上 5 寸，距前正中线 2 寸。

【功效主治】理气和胃，降逆止呕，消食导滞。主治胃痛、吐血、食欲不振、腹胀。

【快速取穴】仰卧位，先找到不容穴，垂直向下 1 横指，按压有酸胀感处即是。

【保健按摩】用双手手指指端按压承满穴，并做环状运动，力度较轻，每次 3 分钟左右，每日 2 次。

梁门 消化不良特效穴

梁，谷梁；门，出入通达之处。穴在承满之下方，正为粮谷下行之门户。

【定　　位】位于上腹部，脐中上 4 寸，前正中线旁开 2 寸。

【功效主治】调中气，和肠胃，化积滞。主治腹胀、纳少、胃痛、呕吐。

【快速取穴】坐位，取肚脐与剑胸联合连线的中点，在水平旁开 3 横指处即是。

【保健按摩】用食指指腹按压梁门穴，每次 3 ~ 5 分钟，可治疗胃痛、呕吐和胃下垂。

关门 消食导滞有效穴

关，关闭；门，出入通达之处。指其为纳谷与收藏水谷之门户。

【定　　位】位于上腹部，脐中上 3 寸，距前正中线 2 寸。

【功效主治】调理肠胃，利水消肿。主治腹胀、腹痛、肠鸣、泄泻、水肿。

【快速取穴】坐位，在上腹部，脐中上量 4 横指，前正中线旁开 3 横指处。

【保健按摩】用食指指腹按压关门穴，每次 3 ~ 5 分钟，可辅助治疗腹胀等症。

太乙 缓解胃疼腹胀

太，大；乙，盘曲之象。穴在胃脘下部，约当腹中央。

【定　　位】位于上腹部，脐中上 2 寸，距前正中线 2 寸。

【功效主治】消食导滞。主治胃病、心烦、癫狂。

【快速取穴】脐中上量 3 横指，前正中线旁开 3 横指处。

【保健按摩】用中指指腹按揉太乙穴，每次 1 ~ 3 分钟，可治疗胃病。

滑肉门 消除肚脐周围脂肪

滑，光滑；肉，肌肉；门，门户。意为此乃通向腹腔滑肉之处。

【定　　位】位于上腹部，当脐中上 1 寸，距前正中线 2 寸。

【功效主治】镇惊安神，清心开窍。主治胃痛、呕吐、癫狂。

【快速取穴】脐中上量 1 横指，前正中线旁开 3 横指处。

【保健按摩】用手掌按摩滑肉门穴，每次 5 ~ 10 分钟，可健美减肥。

手太阴肺经 手阳明大肠经 足阳明胃经 足太阴脾经 手少阴心经 手太阳小肠经 足太阳膀胱经 足少阴肾经 手厥阴心包经 手少阳三焦经 足少阳胆经 足厥阴肝经 督脉 任脉 奇穴

天枢　理气行滞助消化

天，天地；枢，枢机、枢纽。喻穴居人身上下枢要之处。

【定　　位】位于腹部，横平脐中，前正中线旁开 2 寸。

【功效主治】调理肠胃，利水消肿。主治腹痛、腹胀、便秘、腹泻、痢疾、月经不调、痛经。

【快速取穴】坐位，肚脐向左右 3 横指宽处。

【保健按摩】用两手拇指按于天枢穴做轮转按摩，可治疗便秘。

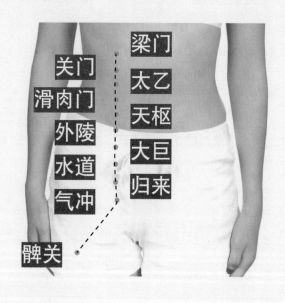

梁门
太乙
天枢
大巨
归来

关门
滑肉门
外陵
水道
气冲

髀关

梁门
太乙
天枢
大巨
归来

关门
滑肉门
外陵
水道
气冲

髀关

外陵　和胃理气治痛经

外，指身体的表面；陵，丘陵。腹壁丰满隆起，犹如地面之丘陵。

【定　　位】位于下腹部，当脐中下1寸，距前正中线2寸。

【功效主治】和胃化湿，理气止痛。主治腹痛、疝气、痛经。

【快速取穴】坐位，脐中下量1横指，前正中线旁外陵开3横指处。

【保健按摩】用中指指腹按揉外陵穴，每次1~3分钟，可治疗宫颈疾病、子宫肌瘤等。

大巨　长按能壮阳

大，饱满充实之意。巨，富也。穴在腹壁最高最大充实而有光辉之处，犹如巨大之仓库。

【定　　位】位于下腹部，当脐中下2寸，距前正中线2寸。

【功效主治】调肠，利气，固肾气。主治小腹胀满、小便不利、疝气、遗精、早泄。

【快速取穴】仰卧位，从肚脐沿前正中线向下量约3横指，再水平旁开约3横指，按压有酸胀感。

【保健按摩】常用拇指或中指指腹按揉大巨穴，每次1~3分钟，有助于预防便秘。

水道　利水通淋治疝气

水，水液；道，通道。穴位深部相当于小肠并靠近膀胱，属下焦，为水道之所出。

【定　　位】位于下腹部，脐中下3寸，前正中线旁开2寸。

【功效主治】清湿热，利膀胱，通水道。主治小腹胀满、小便不利、痛经、不孕、疝气。

【快速取穴】从肚脐沿前正中线向下量约4横指，再水平旁开约3横指，按压有酸胀感。

【保健按摩】用双手大鱼际揉按水道穴，每次50下左右，对湿热下注之小便淋漓涩痛，或小便不利、小腹胀痛、腹水等也有很好的治疗效果。

手太阴肺经　手阳明大肠经　足阳明胃经　足太阴脾经　手少阴心经　手太阳小肠经　足太阳膀胱经　足少阴肾经　手厥阴心包经　手少阳三焦经　足少阳胆经　足厥阴肝经　督脉　任脉　奇穴

归来　调经助孕的特效穴

归，归回；来，到来。本穴善治子宫脱垂、疝气等，有返本归根、理复还纳之功。

【定　　位】位于下腹部，脐中下 4 寸，前正中线旁开 2 寸。

【功效主治】理气，提胞，治疝。主治少腹痛、疝气、月经不调、带下、阴挺。

【快速取穴】从耻骨联合上缘沿前正中线向上量约 1 横指，再水平旁开约 3 横指，按压有酸胀感。

【保健按摩】用两手食指、中指先顺时针方向按揉归来穴和子宫穴 2 分钟，再逆时针方向按揉 2 分钟，最后点按半分钟，以感到酸胀为宜。

气冲　长按暖腿脚

气，指经气；冲，冲动、上冲。能主腹有逆气上冲及妊娠子气上攻诸病。

【定　　位】位于腹股沟稍上方，当脐中下 5 寸，距前正中线 2 寸。

【功效主治】润宗筋，理下元，散厥气。主治肠鸣腹痛、疝气、月经不调、不孕、阳痿、阴肿。

【快速取穴】从耻骨联合上缘中点水平旁开约 3 横指，按压有酸胀感。

【保健按摩】用食指指腹按压气冲穴，一松一按，交替进行，对温暖手足有益。

髀关　舒筋活络强腰膝

髀，指股部及下肢；关，机关。指穴处乃下肢运动之机关也。

【定　　位】位于大腿前面，髂前上棘与髌底外侧端的连线上，屈髋时，平会阴，居缝匠肌外侧凹陷处。

【功效主治】舒筋活络，强壮腰膝。主治腰痛膝冷、痿痹、腹痛。

【快速取穴】仰卧或正坐取穴，髀关穴在股前区，股直肌近端、缝匠肌与阔筋膜张肌 3 条肌肉之间凹陷中。

【保健按摩】正坐位，沿大腿中线偏外侧，由腿根至膝盖用双手四指掌指关节轻轻敲打 3 ~ 5 遍，有疏通经络的作用，可缓解下肢疼痛。

伏兔　祛寒湿、利腰膝

伏，俯伏；兔，兽名。指穴处状如俯伏之兔。

【定　　位】位于股前区，髌底上6寸，髂前上棘与髌底外侧端的连线上。

【功效主治】散寒化湿，疏通经络。主治下肢痿痹、腰痛、膝冷、疝气、脚气。

【快速取穴】髂前上棘与髌骨外侧端的连线上，髌骨上6寸。

【保健按摩】用掌根按揉伏兔穴，每次1～3分钟，可以缓解心动过速。

阴市　强腰膝、散寒湿

阴，水；市，聚散之地。本穴主治阴寒湿邪集聚之患。

【定　　位】位于大腿前面，髂前上棘与髌底外侧端的连线上，髌底上3寸。

【功效主治】温经散寒，理气止痛。主治腿膝痿痹、屈伸不利、疝气。

【快速取穴】在髌骨外上缘上4横指，髂前上棘与髌骨外上缘的连线上即是。

【保健按摩】用拇指指腹按揉阴市穴，每次1～3分钟。

梁丘　调理脾胃治血尿

梁，山梁；丘，丘陵。胃为仓廪之官，此为胃之郄穴，譬如梁谷积聚之丘陵也。

【定　　位】位于股前区，髌底上2寸，股外侧肌与股直肌肌腱之间。

【功效主治】通经利节，和胃止痛。主治急性胃痛、膝肿痛、下肢不遂、乳痈、乳痛。

【快速取穴】伸展膝盖用力时，筋肉凸出处的凹洼处。

【保健按摩】用拇指指腹按揉梁丘穴，每次1～3分钟，可治疗急性胃痛、胃脘胀满等症。

手太阴肺经　手阳明大肠经　足阳明胃经　足太阴脾经　手少阴心经　手太阳小肠经　足太阳膀胱经　足少阴肾经　手厥阴心包经　手少阳三焦经　足少阳胆经　足厥阴肝经　督脉　任脉　奇穴

犊鼻 祛风湿、利关节

犊，小牛；鼻，口鼻。膝盖形如牛鼻，穴在膝眼中。

【定　　位】位于膝部，髌骨与髌韧带外侧凹陷中。

【功效主治】通经活络，疏风散寒，理气消肿。主治膝痛、下肢麻痹、屈伸不利、脚气。

【快速取穴】屈膝，在膝部，髌骨与髌韧带外侧凹陷中。

【保健按摩】用中指指腹按揉犊鼻穴，每次1～3分钟，可治疗下肢麻痹、屈伸不利。

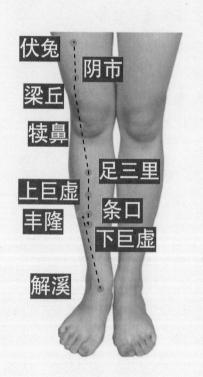

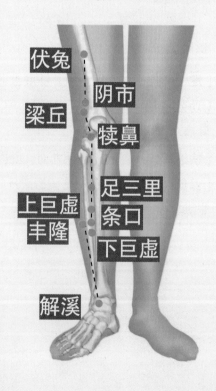

足三里　长寿穴

足，下肢；三，数词；里，古代有以里为寸之说。穴在下肢，位于外膝眼下三寸。

【定　　位】位于小腿外侧，犊鼻下3寸，胫骨前嵴外1横指处，犊鼻与解溪连线上。

【功效主治】调理脾胃，补中益气。主治胃痛、呕吐、噎膈、腹胀、腹泻、痢疾、便秘、下肢痿痹、癫狂、乳痈、肠痈、虚劳羸瘦。

【快速取穴】坐位屈膝，取犊鼻穴，自犊鼻向下量4横指，按压有酸胀感。

【保健按摩】每天用拇指或中指按压足三里穴5~10分钟，每分钟按压15~20次，长期坚持，可使人精神焕发，精力充沛，延年益寿。

上巨虚　治疗腹泻的常用穴

上，上方；巨，巨大；虚，中空，胫骨和腓骨之间形成的较大空隙，即中空。穴在此空隙上方。

【定　　位】位于小腿外侧，犊鼻下6寸，犊鼻与解溪连线上。

【功效主治】调和肠胃，通经活络。主治肠鸣、腹痛、泄泻、便秘、肠痈、下肢痿痹、脚气。

【快速取穴】足三里穴向下量4横指，凹陷处即是。

【保健按摩】常用拇指指腹按揉上巨虚穴，每次1~3分钟，可治疗下肢痿痹。

条口　缓痉止痛治转筋

条，长条；口，空隙。穴在腓骨和胫骨之间的长条隙之中。

【定　　位】位于小腿外侧，犊鼻下8寸，犊鼻与解溪连线上。

【功效主治】祛风除湿，舒筋活络。主治下肢痿痹、转筋、肩臂痛、脘腹疼痛。

【快速取穴】坐位屈膝，犊鼻与外踝尖之间的中点，胫骨外1横指处。

【保健按摩】用拇指指腹按揉条口穴，每次1~3分钟，具有疏通经络、缓痉止痛等功效。

手太阴肺经　手阳明大肠经　足阳明胃经　足太阴脾经　手少阴心经　手太阳小肠经　足太阳膀胱经　足少阴肾经　手厥阴心包经　手少阳三焦经　足少阳胆经　足厥阴肝经　督脉　任脉　奇穴

下巨虚 理肠胃、清湿热

下，下方；巨，巨大；虚，中空。胫骨和腓骨之间形成的较大空隙，即中空。穴在此空隙下方。

【定　　位】位于小腿外侧，犊鼻下9寸，犊鼻与解溪连线上。

【功效主治】调肠胃，通经络，安神志。主治腹泻、痢疾、少腹痛、下肢痿痹、乳痈。

【快速取穴】正坐屈膝位，在犊鼻下9寸，条口下约1横指，距胫骨前嵴约1横指处。

【保健按摩】用拇指指腹按揉下巨虚穴，每次1~3分钟，可治疗腹痛、腹泻、便秘等症。

丰隆 化痰强穴

丰，丰满；隆，隆盛。胃经谷气隆盛，至此处丰满溢出于大络。

【定　　位】位于小腿外侧，外踝尖上8寸，胫骨前肌外缘。

【功效主治】健脾化痰，和胃降逆。主治头痛、眩晕、癫狂、咳嗽、痰多、下肢痿痹、腹胀、便秘。

【快速取穴】位屈膝，先找到足三里，向下量6横指凹陷处即是。

【保健按摩】用拇指指腹按揉丰隆穴，每次1~3分钟，既可预防肥胖病，又能保养腿部。

解溪 降胃火、止头痛

解，分解；溪，沟溪，指体表较小凹陷。穴在踝关节前骨节分解凹陷中。

【定　　位】位于踝区，踝关节前面中央凹陷中，长伸肌腱与趾长伸肌腱之间。

【功效主治】舒筋活络，清胃化痰，镇惊安神。主治下肢痿痹、足踝无力、头痛、眩晕、癫狂、腹胀、便秘。

【快速取穴】足背与小腿交界处的横纹中央凹陷处，足背两条肌腱之间即是。

【保健按摩】常用拇指指腹按压解溪穴，每次1~3分钟，可缓解前额或眉棱骨疼痛。

冲阳　暖胃护胃

冲，冲要；阳，阴阳之阳。穴在冲阳脉（足背动脉）所在之处。

【定　　位】位于足背最高处，长伸肌腱和趾长伸肌腱之间，足背动脉搏动处。

【功效主治】和胃化痰，通络宁神。主治口眼㖞斜、面肿、齿痛、癫狂痫、胃病、足痿无力。

【快速取穴】正坐垂足或仰卧位，距陷谷穴3寸，当足背动脉搏动处即是。

【保健按摩】用拇指指腹向下按压冲阳穴，每次1～3分钟，可治疗消化系统疾病。

陷谷　治浮肿

陷，凹陷；谷，山谷，指体表凹陷。穴在第2、第3跖骨间隙凹陷中。

【定　　位】位于足背，当第2、第3跖骨结合部前方凹陷处。

【功效主治】清热解表，和胃行水，理气止痛。主治面目浮肿、水肿、肠鸣腹痛、足背肿痛。

【快速取穴】正坐垂足或仰卧位，在第2跖趾关节后方，第2、第3跖骨结合部之前的凹陷中即是。

【保健按摩】用拇指指腹向下按压陷谷穴，每次1～3分钟，对颜面浮肿、水肿、足背肿痛都有很好的疗效。

内庭　治消化不良

内，里边；庭，庭院。本穴在厉兑之里，犹如门内的庭院。

【定　　位】位于足背，第2、第3趾间，趾蹼缘后方赤白肉际处。

【功效主治】清胃热，化积滞。主治齿痛、咽喉肿痛、鼻衄、热病、吐酸、腹泻、痢疾、便秘、足背肿痛、跖趾关节痛。

【快速取穴】在第2、第3趾之间，皮肤深浅交界处即是。

【保健按摩】常用拇指指腹向下按压内庭穴，每次1～3分钟，每天坚持按摩，治消化不良和抑食欲减肥。

手太阴肺经 手阳明大肠经 足阳明胃经 足太阴脾经 手少阴心经 手太阳小肠经 足太阳膀胱经 足少阴肾经 手厥阴心包经 手少阳三焦经 足少阳胆经 足厥阴肝经 督脉 任脉 奇穴

厉兑　治呕穴

　　厉，胃；兑，口，大门。本穴在趾端，犹如胃经之门户。

【定　　位】位于足第 2 趾末节外侧，距趾甲角 0.1 寸。

【功效主治】清热和胃，苏厥醒神，通经活络。主治鼻衄、齿痛、咽喉肿痛、热病、多梦、癫狂。

【快速取穴】正坐垂足或仰卧位，在第 2 趾外侧，距爪甲角 0.1 寸处取穴。

【保健按摩】用拇指指甲尖垂直掐按厉兑穴，可以有效地缓解、治疗呕吐症状。

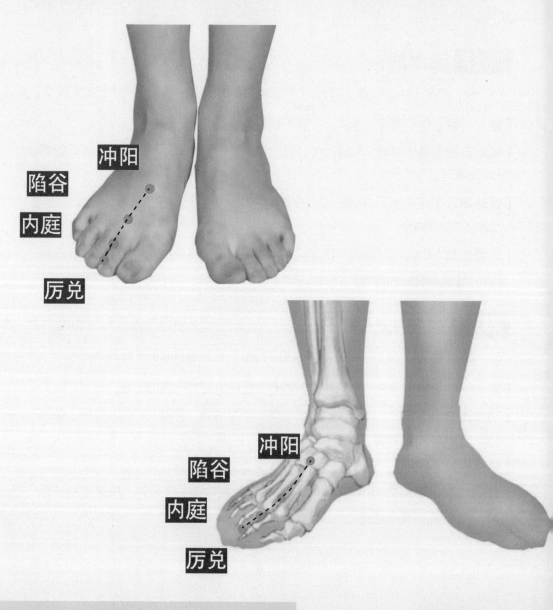

❯第四章

足太阴脾经：气血生化之源

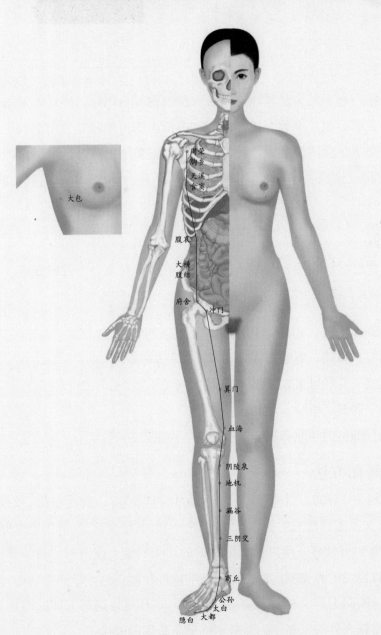

周荣
胸乡
天溪
食窦

大包

腹哀
大横
腹结
府舍　冲门

箕门

血海

阴陵泉
地机

漏谷

三阴交

商丘
公孙
太白
隐白　大都

足太阴脾经
凡 21 穴
左右共 42 穴位

手太阴肺经
手阳明大肠经
足阳明胃经
足太阴脾经
手少阴心经
手太阳小肠经
足太阳膀胱经
足少阴肾经
手厥阴心包经
手少阳三焦经
足少阳胆经
足厥阴肝经
督脉
任脉
奇穴

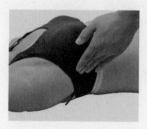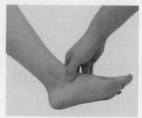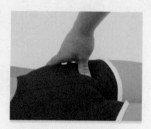

🔬 经脉循行

足太阴脾经，起于足大趾末端，沿着大趾内侧赤白肉际，经过大趾本节后的第一跖趾关节后面，上行至内踝前面，再沿小腿内侧胫骨后缘上行，至内踝上8寸处交于足厥阴经之前，再沿膝股部内侧前缘上行，进入腹部，属脾，联络胃；再经过横膈上行，夹咽部两旁，连系舌根，分散于舌下。其支脉，从胃上膈，注心中。

🔍 主要病候

胃脘痛、食则呕、嗳气、腹胀、便溏、黄疸、身重无力、舌根强痛、下肢内侧肿胀、厥冷等症。

📝 主治概要

1. 脾胃病症：胃痛、呕吐、腹痛、泄泻、便秘等。

2. 妇科病症：月经过多、崩漏等。

3. 前阴病：阴挺、不孕、遗精、阳痿等。

4. 经脉循行部位的其他病症：下肢痿痹、胸胁胀痛等。

⚙️ 保养时间和方法

巳时（9:00～11:00）对应脾经，"脾主运化，脾统血"。脾是消化、吸收、排泄的总调度，又是人体血液的统领。"脾开窍于口，其结在唇。"脾的功能好，消化吸收好，血的质量好，所以嘴唇是红润的，否则唇白或唇暗、紫。脾主身之肌肉，人体自身的脾需要运动，而身体的肉经运动以后才能化成肌肉。

其实最安全有效且持久的方法就是揉脾经，这样可以调节人体的消化系统功能，迅速增强人体的气血，为防病治病储备最大的能量。

隐白 "妇科御医"

隐，隐蔽；白，白色。穴在隐蔽之处，其处色白。

【定　位】位于足大趾末节内侧，趾甲甲根角侧后方 0.1 寸（指寸）。

【功效主治】清心宁神，温阳回厥。主治月经过多、崩漏、便血、尿血、癫狂、多梦、惊风、腹满、暴泻。

【快速取穴】足大趾趾甲内侧缘与下缘各做一垂线之交点处即是。

【保健按摩】用拇指按压双足隐白穴，左旋按压 15 次，右旋按压 15 次。

大都 补钙奇穴

大，大小之大；都，都会。穴在大趾，为经气聚散之处。

【定　位】位于足趾，第 1 跖趾关节远端赤白肉际凹陷中。

【功效主治】泄热止痛，健脾和中。主治腹胀、胃痛、呕吐、腹泻、便秘、热病、无汗。

【快速取穴】足大趾本节（第 1 跖趾关节）前下方赤白肉际凹陷处。

【保健按摩】用拇指指甲垂直掐按大都穴，每次 1～3 分钟，能治疗肌肉萎缩、骨质疏松、腰腿痛。

太白 健脾要穴

太，甚大；白，白色。穴在大趾白肉上；此处之白肉更为开阔。

【定　位】位于第 1 跖趾关节近端赤白肉际凹陷中。

【功效主治】健脾，和中，涩肠。主治肠鸣、腹胀、腹泻、胃痛、便秘、体重节痛。

【快速取穴】仰卧或正坐，平放足底的姿势，太白穴位于足内侧缘，当第一跖骨小头后下方凹陷处。

【保健按摩】用拇指指腹垂直按压太白穴，每次 1～3 分钟，可调控血糖指数，高者可降，低者可升。

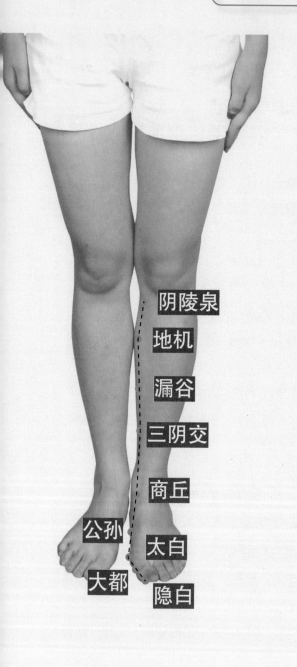

阴陵泉
地机
漏谷
三阴交
商丘
公孙
太白
大都
隐白

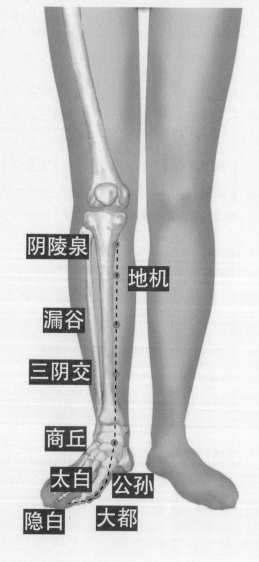

阴陵泉
地机
漏谷
三阴交
商丘
太白
公孙
大都
隐白

公孙　健脾益胃治泄泻

公，有通的意思；孙，孙络，在此特指络脉，脾经之络脉是从此通向胃经的。

【定　　位】位于第1跖骨底的前下缘赤白肉际处。

【功效主治】健脾益胃，通调经脉。主治胃痛、呕吐、腹痛、泄泻、痢疾。

【快速取穴】足大趾与足掌所构成的关节内侧，弓形骨后端下缘凹陷处即是。

【保健按摩】用拇指指尖垂直揉按公孙穴，每次1～3分钟，能抑制胃酸分泌、缓解胃痛等症状。

商丘　脾脏排毒要穴

商，五音之一，属金；丘，丘陵。此为足太阴脾经经穴，属金，在丘陵样内踝的下方。

【定　　位】位于内踝前下方，舟骨粗隆与内踝尖连线中点凹陷中。

【功效主治】健脾化湿，通调肠胃。主治腹胀、腹泻、便秘、黄疸、足踝痛。

【快速取穴】正坐垂足或仰卧位，在内踝前下方凹陷处。

【保健按摩】用手指按揉商丘穴，保持酸重感即可，每次3分钟左右，两脚交替做，可治疗各种炎症。

三阴交　女性朋友的"健康益友"

三阴，指足之三阴经；交，指交会与交接。为足太阴、足少阴、足厥阴三条阴经气血物质之交会处。

【定　　位】位于小腿内侧，内踝尖上3寸，胫骨内侧缘后际。

【功效主治】健脾和胃，调补肝肾。主治肠鸣、腹胀、腹泻、月经不调、带下、阴挺、不孕、滞产、遗精、阳痿、遗尿、心悸、失眠、高血压、下肢痿痹、阴虚诸证。

【快速取穴】内踝尖上4横指，胫骨后缘靠近骨边凹陷处。

【保健按摩】用拇指指尖垂直按压三阴交穴，每次1～3分钟，能补血养颜、强身美容；有妇科病的女性平时更应该按揉三阴交穴。

漏谷 善于健脾治肠鸣

漏，凹陷；谷，山谷。穴居胫骨后内侧缘山谷样凹陷中。

【定　　位】位于小腿内侧，内踝尖上6寸，胫骨内侧缘后际。

【功效主治】健脾和胃，利水除湿。主治腹胀、肠鸣、小便不利、下肢痿痹。

【快速取穴】内踝尖与阴陵泉穴的连线上，距内踝尖6寸，胫骨内侧缘后方。

【保健按摩】每天坚持用拇指指腹按揉漏谷穴10分钟，可促进消化。

地机 健脾渗湿、调理月经

地，土地，指下肢；机，机要。穴在下肢，肌肉最为丰富，是小腿运动的机要部位。

【定　　位】位于小腿内侧，阴陵泉下3寸，胫骨内侧缘后际。

【功效主治】健脾渗湿，调经止带，调燮胞宫。主治痛经、崩漏、月经不调、腹痛、腹泻、疝气、小便不利、水肿。

【快速取穴】正坐或仰卧位，在阴陵泉直下4横指，当阴陵泉穴与三阴交穴的连线上，胫骨内侧面后缘处取穴。

【保健按摩】食指指腹点按地机穴周围，寻找最敏感点，用拇指指腹由轻及重地按压敏感点，以能忍受为度。持续按压1分钟，每天进行1~2次。可改善痛经、腹痛等症。

阴陵泉 健脾利水、通利三焦

阴，阴阳之阴；陵，山陵；泉，泉水。内为阴，穴在胫骨内上髁下缘凹陷中，如山陵下之水泉。

【定　　位】位于小腿内侧，胫骨内侧髁下缘与胫骨内侧缘之间的凹陷中。

【功效主治】清利湿热，健脾理气。主治腹胀、腹泻、水肿、黄疸、小便不利、遗尿、尿失禁、妇人阴中痛、痛经、遗精、膝痛。

【快速取穴】正坐屈膝或仰卧，在胫骨内侧髁后下方约胫骨粗隆下缘平齐处。

【保健按摩】用拇指指腹按揉阴陵泉穴100~200次，早晚各1次，可治疗小便不畅、前列腺慢性炎症、前列腺增生。

血海　补血养血治经闭

血，气血的血；海，海洋。本穴善治各种"血"症，犹如聚溢血重归于海。

【定　　位】位于股前区，髌底内侧端上 2 寸，股内侧肌隆起处。

【功效主治】活血化瘀，补血养血。主治月经不调、痛经、经闭、瘾疹、湿疹、丹毒、膝股内侧痛。

【快速取穴】屈膝 90°，手掌覆于膝盖骨上，拇指与其他四指成 45°，拇指指尖处即是。

【保健按摩】每天坚持点揉两侧血海穴各 3 分钟，力量不宜太大，能感到穴位处有酸胀感即可，要以轻柔为原则，可治疗黄褐斑、雀斑。

箕门　调下焦、健脾利水

箕，簸箕；门，门户。两腿张开席地而坐，形如箕。穴在大腿内侧，左右对称，似箕之门户。

【定　　位】位于股前区，髌底内侧端与冲门的连线上 1/3 与下 2/3 交点，长收肌和缝匠肌交角的动脉搏动处。

【功效主治】健脾渗湿、通利下焦。主治小便不利、遗尿、腹股沟肿痛。

【快速取穴】坐位绷腿，大腿内侧有一鱼状肌肉隆起，鱼尾凹陷处即是。

【保健按摩】用双手拇指指腹按压箕门穴，按压时要注意力度稍重，每次按摩 5 分钟，每日按摩 2 次。

冲门　理血、调下焦

冲，冲要；门，门户。穴在气街部，为经气通过的重要门户。

【定　　位】位于腹股沟区，腹股沟斜纹中，髂外动脉搏动处的外侧。

【功效主治】健脾化湿，理气解痉。主治腹痛、疝气、崩漏、带下、胎气上冲。

【快速取穴】仰卧位，平耻骨联合上缘中点旁开 3.5 寸处取穴。约当腹股沟外端上缘，股动脉外侧。

【保健按摩】用双手拇指指腹按压冲门穴，用力方向由内向外，每次 30 秒左右。

手太阴肺经　手阳明大肠经　足阳明胃经　足太阴脾经　手少阴心经　手太阳小肠经　足太阳膀胱经　足少阴肾经　手厥阴心包经　手少阳三焦经　足少阳胆经　足厥阴肝经　督脉　任脉　奇穴

府舍　调气散结治腹痛

　　府，指脏腑；舍，宅舍。穴位深处是腹腔，为脏腑的宅舍。

【定　　位】位于下腹部，脐中下 4.3 寸，前正中线旁开 4 寸。

【功效主治】健脾理气，散结止痛。主治腹痛、积聚、妇人疝气。

【快速取穴】仰卧位，肚脐沿前正中线向下量 5 横指，再水平旁开 5 横指处即是。

【保健按摩】食指和中指伸直并拢，其余手指弯曲，用指腹揉按府舍穴。每日早晚各按压 1 次，每次 1 ~ 3 分钟，能够缓解腹痛、疝气等症状。

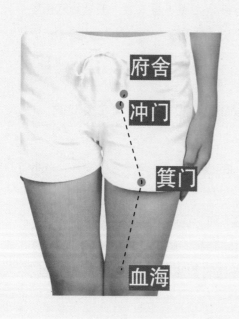

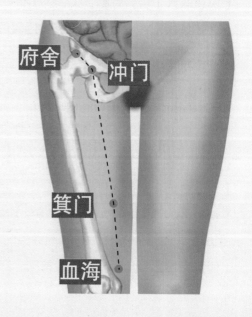

腹结　行气血、调脏腑

腹，腹部；结，结聚。本穴善治腹部结聚不通之症。

【定　　位】位于下腹部，脐中下1.3寸，前正中线旁开4寸。

【功效主治】健脾温中，宣通降逆。主治腹痛、腹泻、食积、疝气。

【快速取穴】在肚脐中央下1.3寸，乳头直下处即是。

【保健按摩】用双手中指指腹按揉腹结穴并做环状运动，每次3分钟，每日2次，可治疗腹痛、食积。

大横　健脾利湿、助消化

大，大小之大；横，横竖之横。穴位在内应横行于大肠。

【定　　位】位于腹部，脐中旁开4寸。

【功效主治】温中散寒，通调腑气。主治腹痛、腹泻、便秘。

【快速取穴】站立，由乳头向下做与前正中线的平行线，再由脐中央做一水平线，交点处即是。

【保健按摩】用拇指按住穴位，持续5秒后再反复按压。可健脾利湿，有助消化。

腹哀　助消化治痢疾

腹，腹部；哀，伤痛。本穴善治腹部各种伤痛。

【定　　位】位于上腹部，脐中上3寸，距前正中线4寸。

【功效主治】健脾和胃，理气调肠。主治消化不良、腹痛、便秘、痢疾。

【快速取穴】仰卧或站立，脐中上4横指，前正中线旁开5横指。

【保健按摩】用手指指腹或指节向下按压，并做圈状按摩，可改善腹痛、肠鸣、消化不良、胃痉挛、胃酸过多或过少等病症。

手太阴肺经　手阳明大肠经　足阳明胃经　足太阴脾经　手少阴心经　手太阳小肠经　足太阳膀胱经　足少阴肾经　手厥阴心包经　手少阳三焦经　足少阳胆经　足厥阴肝经　督脉　任脉　奇穴

食窦 改善各种胃炎、调理脾病

食，食物；窦，孔窦。穴在乳头外下方，深部有储藏乳汁的孔窦。本穴能促进食物营养的吸收，为补益之孔穴。

【定　　位】位于胸部，第 5 肋间隙，前正中线旁开 6 寸。

【功效主治】宣肺平喘，健脾和中，利水消肿。主治胸胁胀痛、嗳气、反胃、腹胀、水肿。

【快速取穴】仰卧位，乳头旁开 3 横指，第 5 肋间隙处即是。

【保健按摩】用拇指指腹揉按食窦穴，每次 1 ~ 3 分钟，可治疗胸胁胀痛、嗳气。

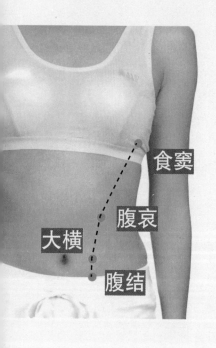

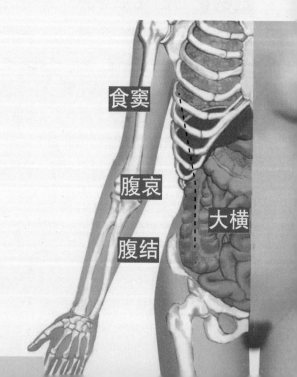

天溪　丰胸要穴

天，天空，指上天而言；溪，沟溪。穴当肋间如沟溪处。

【定　　位】位于胸部，第4肋间隙，前正中线旁开6寸。

【功效主治】宽胸通乳，理气止咳。主治胸胁疼痛、咳嗽、乳痈、乳少。

【快速取穴】仰卧位，乳头旁开3横指，乳头所在的肋间隙即是。

【保健按摩】用拇指指腹揉按天溪穴，每次1~3分钟，可治疗胸胁疼痛。

胸乡　理气宽胸治胸痛

胸，胸部；乡，指部位。穴在胸部，能治胸部疾病。

【定　　位】位于胸部，第3肋间隙，前正中线旁开6寸。

【功效主治】疏泄三焦，宽胸理气。主治胸胁胀痛。

【快速取穴】仰卧位，乳头旁开3横指，乳头向上1个肋间隙即是。

【保健按摩】拇指和其余四指微曲，如钳状夹持此处大筋，继而用力提拿深层肌肉，在指下产生滑动弹跳感最佳。

周荣　生发脾气、降气止咳

周，周身；荣，荣养。本穴可调和营气，荣养周身。

【定　　位】位于胸部，第2肋间隙，前正中线旁开6寸。

【功效主治】宽胸理气，止咳化痰。主治咳嗽、气逆、胸胁胀满。

【快速取穴】仰卧位，乳头旁开3横指，乳头向上2个肋间隙即是。

【保健按摩】用拇指按揉周荣穴100~200次，每天坚持，能够治疗胸胁胀痛。

大包　改善关节疼痛

大，大小之大；包，包容。穴属脾之大络。脾土居中，与各脏腑有着最广泛的联系。

【定　　位】位于胸外侧区，第6肋间隙，当腋中线上。

【功效主治】统血养经，宽胸止痛。主治气喘、胸胁痛、全身疼痛、四肢无力。

【快速取穴】侧卧举臂，在腋下6寸、腋中线上，第6肋间隙处取穴。

【保健按摩】食指及中指指腹点按大包穴，可治疗关节疼痛、疲软、乏力等病症。

手太阴肺经

手阳明大肠经

足阳明胃经

足太阴脾经

手少阴心经

手太阳小肠经

足太阳膀胱经

足少阴肾经

手厥阴心包经

手少阳三焦经

足少阳胆经

足厥阴肝经

督脉

任脉

奇穴

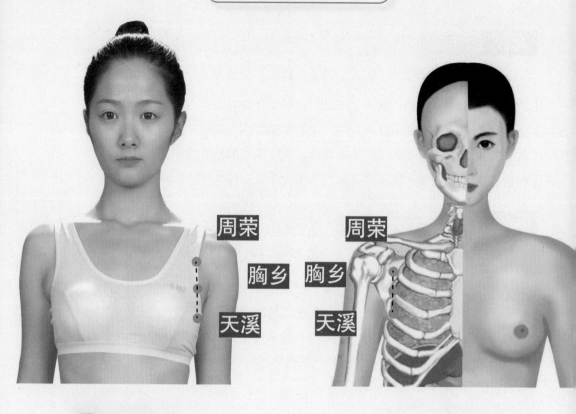

周荣

胸乡　　　胸乡

天溪　　　天溪

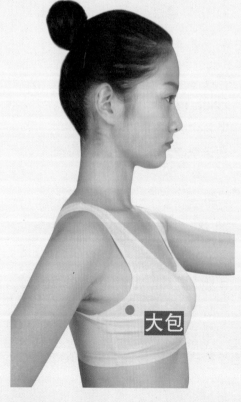

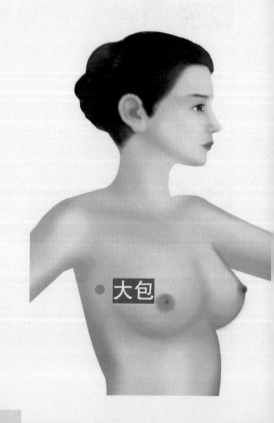

大包

大包

﹥第五章

>>>>>>>>>>>>>>>>>>>>>>>>>>>>>>>>>>>>>>

手少阴心经：掌管人体生死的君王

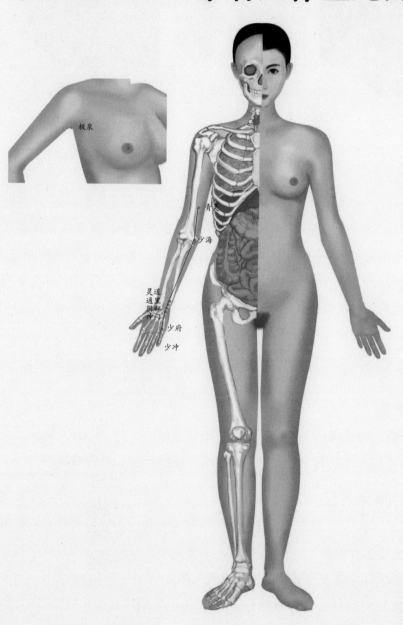

手少阴心经

凡9穴

左右共18穴位

手太阴肺经

手阳明大肠经

足阳明胃经

足太阴脾经

手少阴心经

手太阳小肠经

足太阳膀胱经

足少阴肾经

手厥阴心包经

手少阳三焦经

足少阳胆经

足厥阴肝经

督脉

任脉

奇穴

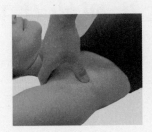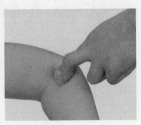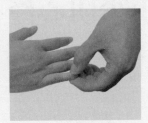

🔆 经脉循行

手少阴心经，起于心中，出属心系（心与其他脏器相连的组织）；下行经过横膈，联络小肠。其支脉，从心系向上，夹着食道上行，连于目系（眼球连接于脑的组织）。其直行经脉，从心系上行到肺部，再向外下到达腋窝部，沿着上臂内侧后缘，行于手太阴经和手厥阴经的后面，到达肘窝；再沿前臂内侧后缘，至掌后豌豆骨部，进入掌内，止于小指桡侧末端。

🔍 主要病候

心痛、咽干、口渴、目黄、胁痛、上臂内侧痛、手心发热等症。

📝 主治概要

1. 心、胸、神志病症：心痛、心悸、癫狂痫等。
2. 经脉循行部位的其他病症：肩臂疼痛、胁肋疼痛、腕臂痛等。

⚙ 保养时间和方法

午时（11：00～13：00）对应心经，午餐应美食，这里的美食不是指山珍海味，而是要求食物要"暖"和"软"，不要吃生冷坚硬的食物，只吃八分饱。食后用茶漱口，涤去油腻，然后静坐或午休。

可在饭前轻轻拍打心经循行路线上的穴位，拍打时五指并拢微屈叩打，以感觉舒适为宜，要掌控好操作的方式，每次3～5分钟即可。

极泉　强健心脏、缓解胸闷

极，高大之意；泉，水泉。穴在腋窝高处，局部凹陷如泉。

【定　　位】位于腋窝顶点，腋动脉搏动处。

【功效主治】宽胸理气，通经活络。主治心痛、咽干烦渴、胁肋疼痛、瘰疬、肩臂疼痛。

【快速取穴】上臂外展，腋窝顶点可触摸到动脉搏动，按压有酸胀感处即是。

【保健按摩】每天早晚用中指按摩左右极泉穴各 1 ~ 3 分钟，可辅助治疗冠心病等各种心脏疾病。

青灵　宽胸宁心治目黄

青，生发之象；灵，神灵。心为君主之官，通灵，具有脉气生发之象。

【定　　位】位于臂前区，肘横纹上 3 寸，肱二头肌内侧沟中。

【功效主治】运化心血。主治头痛、振寒、胁痛、肩臂疼痛。

【快速取穴】伸臂，确定少海与极泉位置，从少海沿两者连线量 4 横指处即是。

【保健按摩】常用手掌拍打或用拇指指腹按揉青灵穴，每次 1 ~ 3 分钟，可预防胁痛、肩臂疼痛以及心绞痛等循环系统疾病。

少海　益心安神有奇效

少，幼小；海，海洋。此为心经合穴，脉气至此，犹如水流入海。

【定　　位】位于肘前区，横平肘横纹，肱骨内上髁前缘。

【功效主治】理气通络，益心安神，降浊升清。主治心痛、癔症、肘臂挛痛、臂麻手颤、头颈痛、腋胁部痛、瘰疬。

【快速取穴】屈肘 90°，肘横纹内侧端凹陷处。

【保健按摩】每天早晚用拇指指腹按压少海穴，每次 1 ~ 3 分钟，可调理前臂麻木、肘关节周围软组织疾病。

手太阴肺经
手阳明大肠经
足阳明胃经
足太阴脾经
手少阴心经
手太阳小肠经
足太阳膀胱经
足少阴肾经
手厥阴心包经
手少阳三焦经
足少阳胆经
足厥阴肝经
督脉
任脉
奇穴

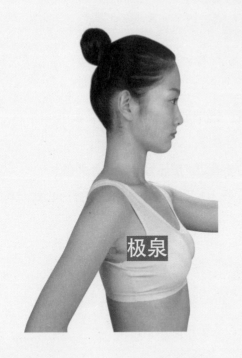

极泉

极泉

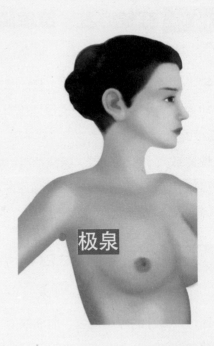

青灵

少海

通里

灵道

阴郄

神门

少府

少冲

青灵

少海

通里

灵道

神门

阴郄

少府

少冲

灵道　有效防治诸心痛

灵，神灵；道，通道。心主神灵。穴在尺侧腕屈肌腱桡侧端，犹如通向神灵之道。

【定　　位】位于前臂前区，腕掌侧远端横纹上 1.5 寸，尺侧腕屈肌腱的桡侧缘。

【功效主治】宁心，安神，通络。主治痛、悲恐善笑、暴喑、肘臂挛痛。

【快速取穴】仰掌用力握拳，沿尺侧肌腱内侧的凹陷，从腕横纹向上量 2 横指处即是。

【保健按摩】冠心病发作时，可用拇指先轻揉灵道穴 1 分钟，然后重压按摩 2 分钟，最后轻揉 1 分钟，每天上、下午各揉 1 次，10 天为一疗程。

通里　调心脉、清心火

通，通往；里，内里。心经络脉由本穴别出，与小肠经互为表里而相通。

【定　　位】位于前臂掌侧，尺侧腕屈肌腱的桡侧缘，腕横纹上 1 寸。

【功效主治】清热安神，通经活络。主治肘臂肿痛、头痛、头昏、心悸、扁桃体炎。

【快速取穴】仰掌用力握拳，沿尺侧肌腱内侧的凹陷，从腕横纹向上量 1 横指处即是。

【保健按摩】用手拇指指端和其余四指相对，捏拿患者左右侧通里穴各 36 次为一遍，一般捏拿 3 ~ 5 遍，即可心舒神安。

阴郄　沟通心肾除心烦

阴，阴阳之阴；郄，孔隙。此为手少阴经之郄穴。

【定　　位】位于前臂前区，腕掌侧远端横纹上 0.5 寸，尺侧腕屈肌腱的桡侧缘。

【功效主治】宁心安神，清心除烦。主治心痛、惊悸、骨蒸盗汗、咯血、鼻衄。

【快速取穴】仰掌用力握拳，沿尺侧肌腱内侧的凹陷，从腕横纹向上量半横指处。

【保健按摩】按摩阴郄穴，对骨蒸盗汗（晚上睡觉心里烦躁，易做噩梦，一出汗就醒，醒时不出汗）有特效。

手太阴肺经　手阳明大肠经　足阳明胃经　足太阴脾经　手少阴心经　手太阳小肠经　足太阳膀胱经　足少阴肾经　手厥阴心包经　手少阳三焦经　足少阳胆经　足厥阴肝经　督脉　任脉　奇穴

神门 治失眠、防老年痴呆

神，心神；门，门户。心藏神。此为心经之门户。

【定　　位】位于腕部，腕掌侧横纹尺侧端，尺侧腕屈肌腱的桡侧凹陷处。

【功效主治】调理气血，安神定志。主治心病、心烦、惊悸、怔忡、健忘、失眠、癫狂痫、胸胁痛。

【快速取穴】微握掌，另手四指握住手腕，屈拇指，指甲尖所到凹陷处即是。

【保健按摩】每天早晚用拇指指甲尖垂直掐按，每次 1 ~ 3 分钟，可调理心烦、失眠、糖尿病、高血压等症。

少府 安全有效的"清心丸"

少，幼小；府，处所。穴属手少阴心经，为脉气所溜之处。

【定　　位】位于手掌面，第 4、5 掌骨之间，握拳时，当小指指尖处。

【功效主治】清心泻热，理气活络。主治心悸、胸痛、手小指拘挛、臂神经痛。

【快速取穴】半握拳，小指指尖所指处即是。

【保健按摩】常用拇指指尖按压少府穴，每次 3 ~ 5 分钟，可调节脏腑、活血润肤。

少冲 宁心清脑又开窍

少，幼小；冲，冲动。本穴是手少心阴经井穴，脉气由此涌出并沿经脉上行。

【定　　位】位于小指末节桡侧，距指甲角 0.1 寸。

【功效主治】清热息风，醒神开窍。主治心悸、心痛、胸胁痛、癫狂、热病、昏迷。

【快速取穴】伸小指，沿指甲底部与指桡侧引线交点处即是。

【保健按摩】用拇指和食指揉捏另一只手小指两侧，按压时要注意力度稍重，每次按摩 5 分钟，可清心醒脑。

➤第六章

手太阳小肠经：心脏功能 "晴雨表"

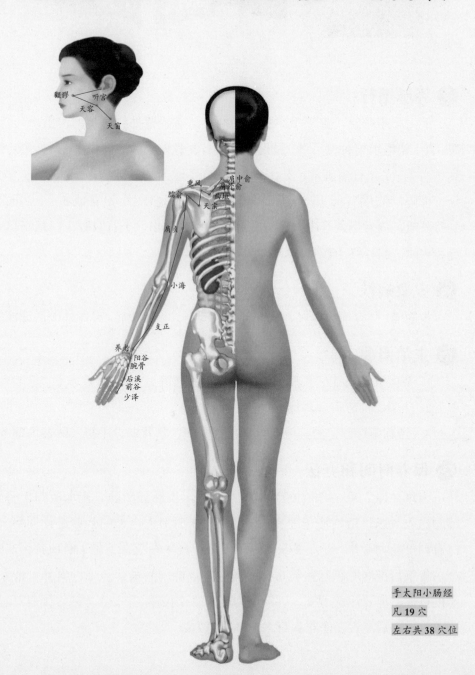

手太阳小肠经
凡 19 穴
左右共 38 穴位

手太阴肺经
手阳明大肠经
足阳明胃经
足太阴脾经
手少阴心经
手太阳小肠经
足太阳膀胱经
足少阴肾经
手厥阴心包经
手少阳三焦经
足少阳胆经
足厥阴肝经
督脉
任脉
奇穴

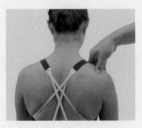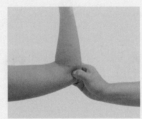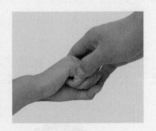

经脉循行

手太阳小肠经，起于手小指尺侧端，沿着手背外侧至腕部，出于尺骨茎突，直上沿着前臂外侧后缘，经尺骨鹰嘴与肱骨内上髁之间，沿上臂外侧后缘，到达肩关节，绕行肩胛部，交会于大椎，向下进入缺盆部，络于心，沿着食管，经过横膈，到达胃部，属于小肠。其支脉，从缺盆分出，沿着颈部，上达面颊，到目外眦，向后进入耳中。另一支脉，从颊部分出，上行目眶下，抵于鼻旁，至目内眦，斜行络于颧骨部。

主要病候

少腹痛，腰脊痛引睾丸，耳聋，目黄，颊肿，咽喉肿痛，肩臂外侧后缘痛等。

主治概要

1. 头面五官病症：头痛、目翳、咽喉肿痛等。

2. 热病、神志病：昏迷、发热、疟疾等。

3. 经脉循行部位的其他病症：项背强痛、腰背痛、手指及肘臂挛痛等。

保养时间和方法

未时（13：00～15：00）对应小肠经，小肠分清浊，把水液归于膀胱，糟粕送入大肠，精华输送进脾。小肠经在未时对人一天的营养进行调整。此时有利于吸收营养，是小肠最活跃的时候，故午餐应在下午 1 时前食用。

午餐后按经脉循行路线按揉小肠经穴位能起到最佳效果，肩部可请家人帮助按揉，但要注意力度，以舒适为度。每次按揉 5～10 分钟。颈肩痛患者可着重按揉后溪穴，老年人可多按揉养老穴。

少泽　摆脱神经性头痛

少，幼小；泽，沼泽。穴在小指上，脉气初生之处，如始于小泽。

【定　位】位于小指末节尺侧，距指甲角 0.1 寸。

【功效主治】开窍泄热，利咽通乳。主治头痛、颈项痛、中风昏迷、乳汁不足。

【快速取穴】伸直小指，于小指甲尺侧缘与基底部各作一线，两线交点处即为少泽穴，按压有酸胀感。

【保健按摩】用指甲尖垂直掐按少泽穴，每次 1～3 分钟，可治头痛、中风昏迷、产后无乳等症。

前谷　明目聪耳治耳鸣

前，前后之前；谷，山谷。第 5 掌指关节前凹陷如谷，穴在其处。

【定　位】位于手掌尺侧，微握拳，当小指本节（第 5 指掌关节）前的掌指横纹头赤白肉际。

【功效主治】疏风清热，活络通乳。主治头痛、目痛、耳鸣、咽喉肿痛、乳少、热病。

【快速取穴】握拳，小指掌指关节前有一皮肤皱襞突起，其尖端处即是。

【保健按摩】用拇指指腹按揉前谷穴，注意按压时力度要适中，每次按摩 5 分钟，对上肢麻痹有良好的调理作用。

后溪　泻心火、壮阳气

后，前后之后；溪，山洼流水之沟。第 5 掌指关节后凹陷如沟。指穴位于第 5 掌骨之后方。

【定　位】位于手内侧，第 5 掌指关节尺侧近端赤白肉际凹陷中。

【功效主治】清心安神，通经活络。主治头项强痛，目赤，耳聋，咽喉肿痛，腰背痛，癫狂痫，疟疾，手指及肘臂挛痛。

【快速取穴】握拳，第五掌指关节后，有一皮肤皱裂突起，其尖端即是。

【保健按摩】以一只手握另一只手掌背，弯曲拇指，垂直下压后溪穴，每次掐按 1～3 分钟，可有效治疗颈椎痛、闪腰、颈腰部慢性劳损等症。

手太阴肺经　手阳明大肠经　足阳明胃经　足太阴脾经　手少阴心经　手太阳小肠经　足太阳膀胱经　足少阴肾经　手厥阴心包经　手少阳三焦经　足少阳胆经　足厥阴肝经　督脉　任脉　奇穴

腕骨 要想颈椎安，常把腕骨按

腕，腕部；骨，骨头。穴在腕部骨间。

【定　　位】位于腕区，第5掌骨底与三角骨之间的赤白肉际凹陷中。

【功效主治】舒筋活络，泌别清浊。主治指挛腕痛、头项强痛、目翳、黄疸、热病、疟疾。

【快速取穴】微握拳，掌心向前，在腕前方，三角骨的前缘，赤白肉际处即是。

【保健按摩】用拇指指腹按揉腕骨穴，注意按压时力度要适中，每次按摩5分钟，每天按摩2次。

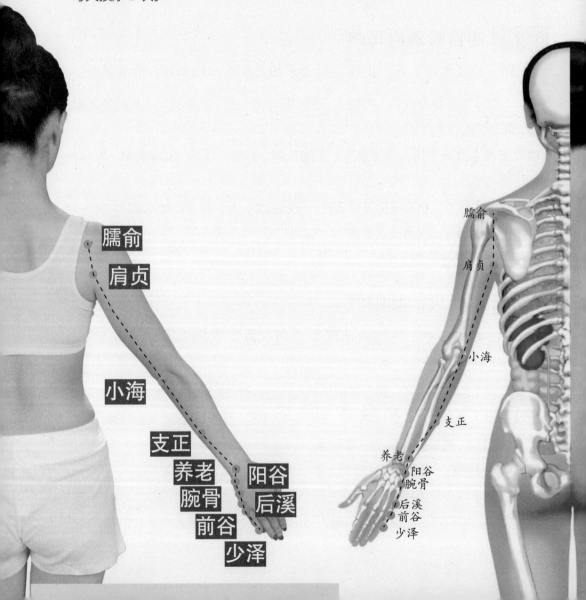

阳谷　让你青春不老

阳，阴阳之阳；谷，山谷。外为阳，腕外骨隙形如山谷，穴当其处。

【定　　位】位于腕后区，尺骨茎突与三角骨之间的凹陷中。

【功效主治】疏风清热，通经活络。主治头痛、目眩、耳鸣、耳聋、热病、癫狂痫、腕痛。

【快速取穴】屈腕，在手背腕外侧摸到两骨结合凹陷处即是。

【保健按摩】用拇指指腹按压阳谷穴，每次 1 ~ 3 分钟，可协调脏腑功能，增强机体抗病能力。

养老　专治老年症

养，赡养；老，老人。本穴善治目花、耳聋、腰酸和肩痛等老年人常见病症。

【定　　位】位于前臂后区，腕背横纹上 1 寸，尺骨头桡侧凹陷中。

【功效主治】明目清热，舒筋活络。主治目视不明，肩、背、肘、臂酸痛。

【快速取穴】屈腕掌心向胸，沿小指侧隆起高骨往桡侧推，触及一骨缝处即是。

【保健按摩】用食指指尖垂直下压养老穴，每次 1 ~ 3 分钟，可辅助治疗老花眼、耳鸣耳聋、颈椎病、手指麻木、半身不遂、咽痛、肩臂痛等老年病。

支正　常按可祛青春痘

支，支别；正，正经。小肠之络脉由此别离正经，走向心经。

【定　　位】位于前臂后区，腕背侧远端横纹上 5 寸，尺骨尺侧与尺侧腕屈肌之间。

【功效主治】清热解表，通经活络。主治头痛、项强、肘臂酸痛、热病、癫狂、疣症。

【快速取穴】屈肘俯掌，确定阳谷与小海位置，二者连线中点向下 1 横指处即是。

【保健按摩】用拇指指腹按揉支正穴，每次 1 ~ 3 分钟，可辅助治疗头晕、目眩以及手麻、颈椎压迫症。

手太阴肺经
手阳明大肠经
足阳明胃经
足太阴脾经
手少阴心经
手太阳小肠经
足太阳膀胱经
足少阴肾经
手厥阴心包经
手少阳三焦经
足少阳胆经
足厥阴肝经
督脉
任脉
奇穴

小海　常按脸色红润气色佳

小，微小，指小肠经；海，海洋。此穴为小肠经合穴，气血至此犹如水流入海。

【定　　位】位于肘内侧，尺骨鹰嘴与肱骨内上髁之间凹陷处。

【功效主治】宁心安神，祛风散热。主治肘臂疼痛、麻木、癫痫。

【快速取穴】屈肘，肘尖最高点与肘部内侧高骨最高点之间凹陷处即是。

【保健按摩】用拇指指腹按揉小海穴，每次1～3分钟，可改善贫血者下蹲后站立时导致的眼前昏黑及眩晕感。

肩贞　摆脱肩周炎之苦

肩，肩部，指穴所在之部位；贞，第一。此为小肠经入肩的第一穴。

【定　　位】位于肩胛区，肩关节后下方，腋后纹头直上1寸。

【功效主治】舒筋利节，通络散结。主治肩臂疼痛、上肢不遂、瘰疬。

【快速取穴】正坐垂臂，从腋后纹头向上量1横指处即是。

【保健按摩】用拇指指腹按揉肩贞穴，每次1～3分钟，可治疗肩胛痛、手臂麻木、耳鸣、耳聋等。

臑俞　肩臂疼痛的克星

臑，上臂肌肉隆起处；俞，穴。穴在臑部，为经气输注之处。

【定　　位】位于肩胛区，腋后纹头直上，肩胛冈下缘凹陷中。

【功效主治】舒筋活络，化痰消肿。主治肩臂疼痛、肩不举、瘰疬。

【快速取穴】手臂内收，腋后纹末端直上与肩胛冈下缘交点即是。

【保健按摩】用中指指腹按压臑俞穴，每次1～3分钟，可有效预防上肢不遂、肩周炎等。

天宗 经常按揉能美胸

天，天空，指上部；宗，指"本"，含中心之意。意为穴在肩胛冈中点下窝正中。

【定　　位】位于肩胛区，肩胛冈中点与肩胛骨下角连线上 1/3 与下 2/3 交点凹陷中。

【功效主治】舒筋活络，理气消肿。主治肩胛疼痛、肩背部损伤、气喘。

【快速取穴】以对侧手，由颈下过肩，手伸向肩胛骨处，中指指腹所在处即是。

【保健按摩】常用中指指腹按揉天宗穴，每次 1 ~ 3 分钟，可使颈肩气血旺盛、胸部气血畅通。

秉风 肩痛不举奇效穴

秉，承受；风，风邪。穴在易受风邪之处。

【定　　位】位于肩胛区，肩胛冈中点上方冈上窝中。

【功效主治】散风活络，止咳化痰。主治肩胛疼痛、上肢酸麻。

【快速取穴】举臂，天宗直上，肩胛部凹陷处即是。

【保健按摩】用拇指指腹按揉秉风穴，每次 3 ~ 5 分钟，可缓解肩胛疼痛。

曲垣 疏风止痛缓解肩周疼痛

曲，弯曲；垣，矮墙。肩胛冈弯曲如墙，穴当其处。

【定　　位】位于肩胛区，肩胛冈内侧端上缘凹陷中。

【功效主治】舒筋活络，疏风止痛。主治肩胛疼痛、上肢酸麻、咳嗽。

【快速取穴】低头，后颈部最突起椎体往下数 2 个椎体，即第 2 胸椎棘突，与臑俞连线中点处即是。

【保健按摩】用拇指指腹按揉曲垣穴，每次 1 ~ 3 分钟，对眼部疲劳、上肢不适等症状有很好的调理作用，还可延缓身体衰老。

手太阴肺经　手阳明大肠经　足阳明胃经　足太阴脾经　手少阴心经　手太阳小肠经　足太阳膀胱经　足少阴肾经　手厥阴心包经　手少阳三焦经　足少阳胆经　足厥阴肝经　督脉　任脉　奇穴

肩外俞 颈项强急疗效好

肩，肩部；外，外侧；俞，穴。穴在肩部，约当肩胛骨内侧缘之稍外方。

【定　　位】位于背部，当第1胸椎棘突下，旁开3寸。

【功效主治】舒筋活络，祛风止痛。主治肩背疼痛，颈项强急。

【保健按摩】用拇指指腹按揉肩外俞穴，每次3~5分钟，可治疗肩背疼痛、颈项强急等肩背颈项疾病。

肩中俞 咳嗽不止有奇效

肩，肩部；中，中间；俞，穴。穴在肩部，约当肩胛骨内侧缘之里。

【定　　位】位于脊柱区，第7颈椎棘突下，后正中线旁开2寸。

【功效主治】解表宣肺，舒筋活络。主治咳嗽、气喘、肩背疼痛。

【快速取穴】低头，后颈部最突起椎体旁开3横指处即是。

【保健按摩】用拇指指腹按揉肩中俞穴，每次3~5分钟，可缓解颈肩疼痛。

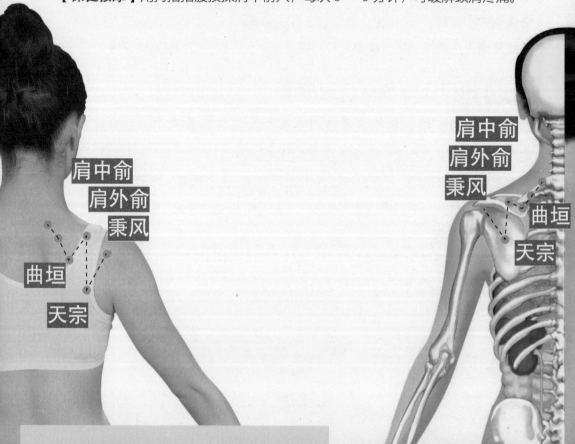

天窗 预防颈椎病的要穴

天，天空，指上部；窗，窗户。穴在头部，位于上，主治耳病，可通耳窍，如开天窗。

【定　　位】位于颈部，横平喉结，胸锁乳突肌后缘。

【功效主治】利咽聪耳，祛风定志。主治耳鸣、耳聋、咽喉肿痛、暴喑、颈项强痛。

【快速取穴】转头，从耳下向喉咙中央走行的绷紧的肌肉后缘与喉结相平处即是。

【保健按摩】用中指指腹按揉天窗穴，每次 3 ~ 5 分钟，可治疗耳鸣、耳聋等耳部疾病。

天容 清咽润喉的护嗓穴

天，天空，指上部；容，隆盛。穴在头部，位于上方，为经气隆盛之处。

【定　　位】位于颈外侧部，当下颌角的后方，胸锁乳突肌的前缘凹陷中。

【功效主治】聪耳利咽，清热降逆。主治耳鸣，耳聋，咽喉肿痛，颈项强痛。

【快速取穴】耳垂下方的下颌角后方凹陷处即是。

【保健按摩】用中指指腹按揉天容穴，每次 3 ~ 5 分钟，能缓解落枕带来的不适。

颧髎 三叉神经痛要穴

颧，颧部；髎，骨隙。穴在颧部骨隙中。

【定　　位】位于面部，颧骨下缘，目外眦直下凹陷中。

【功效主治】祛风消肿。主治口眼㖞斜、眼睑𥆧动、齿痛、颊肿。

【快速取穴】在面部，颧骨最高点下缘凹陷处即是。

【保健按摩】用双手中指指腹按揉颧髎穴，每次 1 ~ 3 分钟，可以预防面神经麻痹、三叉神经痛等面部疾病。

听宫　用脑过度耳鸣常用穴

听，听闻；宫，宫里。听宫，指耳窍。穴在耳部，可治耳病，有通耳窍之功。

【定　　位】位于面部，耳屏正中与下颌骨髁突之间的凹陷中。

【功效主治】聪耳开窍，宁神定志。主治耳鸣、耳聋、聤耳、齿痛。

【快速取穴】微张口，耳屏与下颌关节之间凹陷处即是。

【保健按摩】用双手中指指腹按揉听宫穴，每次1～3分钟。可治疗耳鸣、耳聋，也可用于辅助治疗面瘫、牙痛等头面疾病。

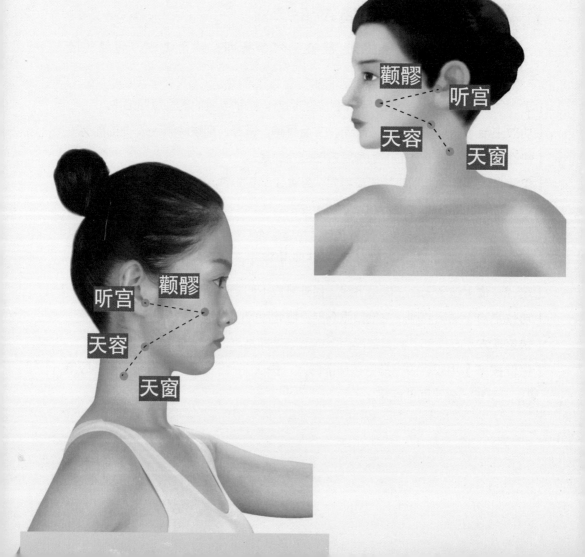

第七章

足太阳膀胱经：人体排毒
通道的掌控者

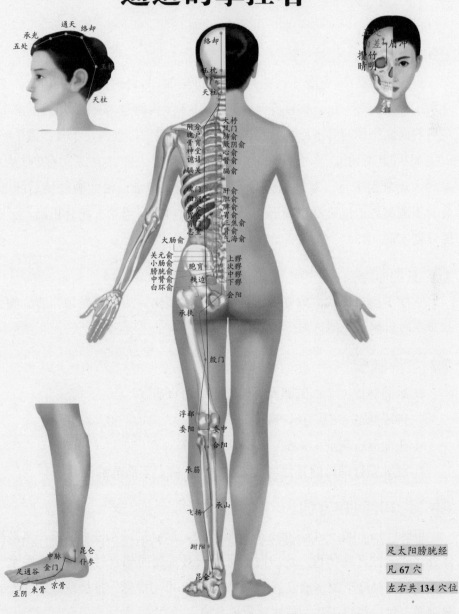

足太阳膀胱经

凡 67 穴

左右共 134 穴位

手太阴肺经
手阳明大肠经
足阳明胃经
足太阴脾经
手少阴心经
手太阳小肠经
足太阳膀胱经
足少阴肾经
手厥阴心包经
手少阳三焦经
足少阳胆经
足厥阴肝经
督脉
任脉
奇穴

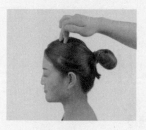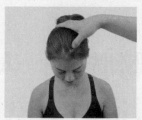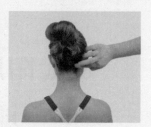

🔄 经脉循行

足太阳膀胱经，起始于内眼角，向上过额部，与督脉交会于头顶。其支脉，从头顶分出到耳上角。其直行经脉，从头顶入颅内络脑，再浅出沿枕项部下行，从肩胛内侧脊柱两旁下行到达腰部，进入脊旁肌肉，入内络于肾，属于膀胱。一支脉从腰中分出，向下夹脊旁，通过臀部，进入腘窝中；另一支脉从左右肩胛内侧分别下行，穿过脊旁肌肉，经过髋关节部，沿大腿外侧后缘下行，会合于腘窝内，向下通过腓肠肌，出外踝的后方，沿第5跖骨粗隆，至小趾的外侧末端。

🔍 主要病候

小便不通，遗尿，癫狂等；目痛，鼻塞多涕，头痛以及项、背、腰、臀部及下肢后侧本经循行部位疼痛。

📋 主治概要

1. 脏腑病症：十二脏腑及其相关组织器官病症。

2. 神志病症：癫、狂、痫等。

3. 头面五官病症：头痛、鼻塞、鼻衄等。

4. 经脉循行部位的其他病症：项、背、腰、下肢病症等。

⚙️ 保养时间和方法

申时（15：00～17：00）对应膀胱经，膀胱贮藏水液和津液，水液排出体外，津液循环在体内。这段时间是一天最重要的喝水时间，要多喝水，有利于泄掉小肠注下的水液及周身的"火气"。可用捏脊、推揉或敲打的方式充分刺激穴位。每日1次，每次反复推几遍。

晴明 眼睛明亮的法宝

晴，眼睛；明，明亮。穴在眼区，有明目之功。

【定　　位】位于面部，目内眦内上方眶内侧壁凹陷中。

【功效主治】疏风清热，通络明目。主治目赤肿痛、流泪、视物不明、目眩、近视、夜盲、色盲、急性腰扭伤、坐骨神经痛、心悸、怔忡。

【快速取穴】正坐合眼，手指置于内侧眼角稍上方，按压有一凹陷处即是。

【保健按摩】用拇指或食指指端按揉晴明穴，每次双侧同时按揉 2 分钟左右，可缓解眼部疲劳。

攒竹 治迎风流泪的奇效穴

攒，簇聚；竹，竹子。穴在眉头，眉毛丛生，犹如竹子簇聚。

【定　　位】位于面部，眉头凹陷中，额切迹处。

【功效主治】清热散风，活络明目。主治头痛、眉棱骨痛、眼睑下垂、口眼㖞斜、目视不明、流泪、目赤肿痛、呃逆。

【快速取穴】皱眉，眉毛内侧端有一隆起处即是。

【保健按摩】用两拇指指面自眉心起，交替向上直推至前发际，推 30 ~ 50 次，对治疗眼睛红肿、肿痛等热证效果通常较好。

眉冲 感冒头痛鼻塞有奇效

眉，眉毛；冲，直上。穴在前发际，眉毛的直上方。

【定　　位】位于头部，当攒竹直上入发际 0.5 寸，神庭与曲差连线之间。

【功效主治】清热散风，通窍安神。主治眩晕、头痛、鼻塞、目视不明、目赤肿痛。

【快速取穴】手指自眉毛向上推，入发际 0.5 寸处按压有痛感处即是。

【保健按摩】常用食指指腹按揉眉冲穴或用刮痧板刮拭，可治疗目赤肿痛、目视不明等眼部疾病，有疏风泻热的效果。

曲差　鼻炎鼻塞效果好

　　曲，弯曲；差，不齐。本脉自眉冲曲而向外，至本穴又曲而向后，表面参差不齐。

【定　　位】位于头部，前发际正中直上 0.5 寸，旁开 1.5 寸。

【功效主治】疏风清热，通络明目。主治头痛、目眩、鼻塞、鼻衄。

【快速取穴】前发际正中直上半横指，再旁开正中线 1.5 寸处即是。

【保健按摩】用食指指腹按压曲差穴，每次左右各 1 ~ 3 分钟，可缓解鼻塞、流鼻涕、鼻炎等症状。

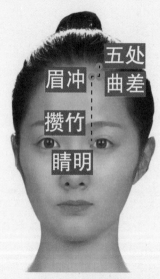
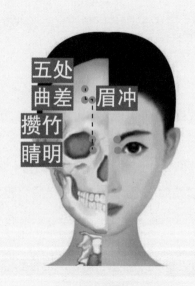
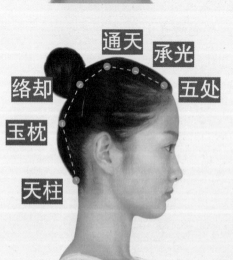
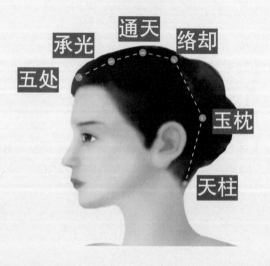

五处　头痛目眩不求人

五，第五；处，处所。此为足太阳之脉第五穴所在之处。

【定　　位】位于头部，前发际正中直上1寸，旁开1.5寸。

【功效主治】疏风清热，通络明目。主治头痛，目眩，癫痫。

【快速取穴】前发际正中直上1横指，再旁开1.5寸处即是。

【保健按摩】每天坚持用大拇指指腹按揉五处穴100～200次，能够治疗头痛。

承光　放松大脑奇效穴

承，承受；光，光明。穴在头顶部，容易承受光线。

【定　　位】位于头部，当前发际正中直上2.5寸，旁开1.5寸。

【功效主治】疏风清热，通络明目。主治头痛、目眩、鼻塞、热病。

【快速取穴】先取百会，再取百会至前发际的中点，再旁开量2横指处即是。

【保健按摩】每天坚持用大拇指指腹按揉承光穴100～200次，能够治疗头痛、目眩、鼻塞等症。

通天　揉揉鼻子马上通

通，通达；天，天空，指上部。穴在头部，上通巅顶。

【定　　位】位于头部，当前发际正中直上4寸，旁开1.5寸。

【功效主治】清热散风，活络通窍。主治头痛、眩晕、鼻塞、鼻衄、鼻渊。

【快速取穴】先取承光，其直上2横指处即是。

【保健按摩】用食指按压通天穴，每次3分钟左右，可治疗头痛、鼻塞、鼻出血、鼻窦炎等疾病。

手太阴肺经　手阳明大肠经　足阳明胃经　足太阴脾经　手少阴心经　手太阳小肠经　足太阳膀胱经　足少阴肾经　手厥阴心包经　手少阳三焦经　足少阳胆经　足厥阴肝经　督脉　任脉　奇穴

络却 耳鸣头晕有奇效

络，联络；却，返回。膀胱经脉气由此入里联络于脑，然后又返回体表。

【定　　位】位于头部，当前发际正中直上 5.5 寸，旁开 1.5 寸。

【功效主治】祛风清热，明目通窍。主治头晕、目视不明、耳鸣。

【快速取穴】先取承光，其直上 4 横指处即是。

【保健按摩】用食指指腹按揉络却穴，每次 1 ~ 3 分钟，长期坚持，能够治疗目视不明、鼻塞、眩晕等。

玉枕 头颈病痛一扫光

玉，玉石；枕，枕头。古称枕骨为"玉枕骨"，穴在其上。

【定　　位】位于后头部，横平枕外隆凸上缘，后发际正中旁开 1.3 寸。

【功效主治】开窍明目，通经活络。主治头颈痛、目痛、鼻塞。

【快速取穴】沿后发际正中向上轻推，触及枕骨，由此旁开 2 横指，在骨性隆起的外上缘有一凹陷处即是。

【保健按摩】两手掌心捂住两耳孔，两手五指对称横按在两侧后枕部，两手食指按压，然后叩击玉枕穴，可以听到类似击鼓的声音，一般击 24 下或 36 下。经常按摩玉枕穴可以固肾补肾元，同时还能醒脑，防治头痛疾病。

天柱 提神醒脑、去疲劳

天，天空；柱，支柱。上部为天。颈椎古称"柱骨"，穴在其旁。

【定　　位】位于颈后部，横平第 2 颈椎棘突上际，斜方肌外缘凹陷中。

【功效主治】疏风解表，利鼻止痛。主治头痛、项强、鼻塞、癫狂痫、肩背病、热病。

【快速取穴】后发际正中旁开 2 横指处即是。

【保健按摩】每天坚持用拇指按压天柱穴，每次连叩 9 下，对治疗头痛、视力模糊、头脑不清有显著疗效。

大杼 风湿痹症效果好

大，大小之大；杼，即梭。第 1 胸椎较大，棘突如梭，穴在其旁。

【定　位】位于背部，当第 1 胸椎棘突下，旁开 1.5 寸。

【功效主治】强筋骨，清邪热。主治咳嗽、发热、项强、肩背痛。

【快速取穴】低头屈颈，颈背交界处椎骨高突向下推 1 个椎体，下缘旁开 2 横指处。

【保健按摩】用中指指腹按压大杼穴，每次左右各 1 ~ 3 分钟，可治咳嗽、发热、肩背痛等疾病。

风门 感冒哮喘有奇效

风，风邪；门，门户。穴居易为风邪侵入之处，并善治风邪之症，故被认为是风邪出入之门户。

【定　位】位于背部，当第 2 胸椎棘突下，后正中线旁开 1.5 寸。

【功效主治】宣肺解表，益气固表。主治感冒、咳嗽、发热、头痛、颈项强痛、胸背痛。

【快速取穴】低头屈颈，颈背交界处椎骨高突向下推 2 个椎体，其下缘旁开 2 横指处即是。

【保健按摩】用中指指腹按压风门穴，每次左右各 1 ~ 3 分钟，可有效治疗各种风寒感冒、发热、咳嗽、哮喘、支气管炎等疾病。

肺俞 防过敏性鼻炎有奇效

肺，肺脏；俞，输注。本穴是肺气转输于后背体表的部位。

【定　位】位于背部，当第 3 胸椎棘突下，后正中线旁开 1.5 寸。

【功效主治】解表宣肺，肃降肺气。主治咳嗽、气喘、咯血、骨蒸潮热、盗汗、瘙痒、瘾疹。

【快速取穴】低头屈颈，颈背交界处椎骨高突向下推 3 个椎体，下缘旁开 2 横指处。

【保健按摩】用手掌反复摩擦肺俞穴，可以很快缓解哮喘。

手太阴肺经
手阳明大肠经
足阳明胃经
足太阴脾经
手少阴心经
手太阳小肠经
足太阳膀胱经
足少阴肾经
手厥阴心包经
手少阳三焦经
足少阳胆经
足厥阴肝经
督脉
任脉
奇穴

厥阴俞　止咳止呕效果好

　　厥阴，两阴交会之意，在此指心包络；俞，输注。本穴是心包络之气转输于后背体表的部位。

【定　　位】位于背部，当第4胸椎棘突下，后正中线旁开1.5寸。

【功效主治】宽胸理气，活血止痛。主治心痛、心悸、咳嗽、胸闷、呕吐。

【快速取穴】低头屈颈，颈背交界处椎骨高突向下推4个椎体，下缘旁开2横指处。

【保健按摩】常用按摩棒轻轻拍打厥阴俞穴，每次30～60下，可缓解胸闷、心痛、心悸等症。

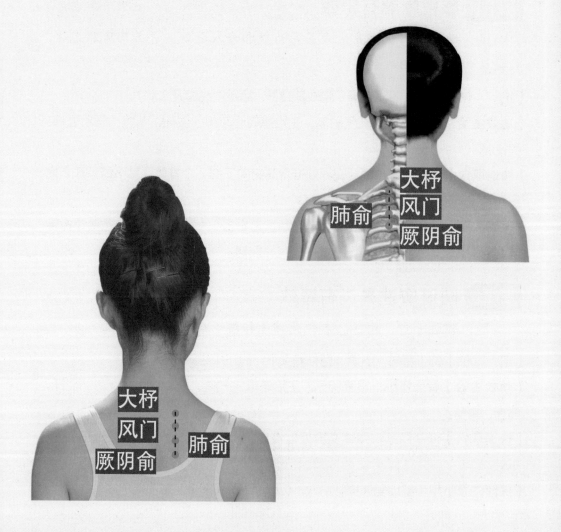

心俞　治疗咳喘的"小太阳"

心，心脏；俞，输注。本穴是心气转输于后背体表的部位。

【定　　位】位于背部，当第 5 胸椎棘突下，后正中线旁开 1.5 寸。

【功效主治】宽胸理气，通络安神。主治心痛、惊悸、失眠、健忘、癫痫、咳嗽、咯血、盗汗、遗精。

【快速取穴】肩胛骨下角水平连线与脊柱相交椎体处，往上推 2 个椎体，其下缘旁开 2 横指处即是。

【保健按摩】用双手拇指指腹按摩心俞穴，每次 1 ~ 3 分钟，可缓解心惊气促、心动过速、心绞痛等心血管疾病。

督俞　理气宽胸效果佳

督，督脉；俞，输注。本穴是督脉之气转输于后背体表的部位。

【定　　位】位于背部，当第 6 胸椎棘突下，后正中线旁开 1.5 寸。

【功效主治】理气止痛，强心通脉。主治心痛、胸闷、气喘、腹胀、腹痛、肠鸣、呃逆。

【快速取穴】肩胛骨下角水平连线与脊柱相交椎体处，往上推 1 个椎体，其下缘旁开 2 横指处即是。

【保健按摩】用拇指指腹或双掌按揉督俞穴，每次 1 ~ 3 分钟，可治疗腹胀、腹痛等胃肠疾病。

膈俞　促血液流通，增性欲

膈，横膈；俞，输注。本穴是膈气转输于后背体表的部位。

【定　　位】位于背部，当第 7 胸椎棘突下，后正中线旁开 1.5 寸。

【功效主治】理气宽胸，活血通脉。主治血瘀诸证、呕吐、呃逆、气喘、吐血、瘾疹、皮肤瘙痒、贫血、潮热、盗汗。

【快速取穴】肩胛骨下角水平连线与脊柱相交椎体处，其下缘旁开 2 横指处即是。

【保健按摩】每天饭前按揉 3 次，每次 200 下，可治疗中风病人进食难、吃饭呛、喝水呛等症。

手太阴肺经　手阳明大肠经　足阳明胃经　足太阴脾经　手少阴心经　手太阳小肠经　足太阳膀胱经　足少阴肾经　手厥阴心包经　手少阳三焦经　足少阳胆经　足厥阴肝经　督脉　任脉　奇穴

肝俞　理气明目降肝火

　　肝，肝脏；俞，输注。本穴是肝气转输于后背体表的部位。

【定　　位】位于背部，当第 9 胸椎棘突下，后正中线旁开 1.5 寸。

【功效主治】疏肝利胆，理气明目。主治胁痛、黄疸、目赤、目视不明、目眩、夜盲、迎风流泪、癫狂痫、脊背痛。

【快速取穴】肩胛骨下角水平连线与脊柱相交椎体处，往下推 2 个椎体，其下缘旁开 2 横指处即是。

【保健按摩】双手拇指分别按压在两侧肝俞穴上做旋转运动，由轻到重至不能承受为止，每次 10 ~ 30 分钟，可缓解眼红、眼痛等症状。

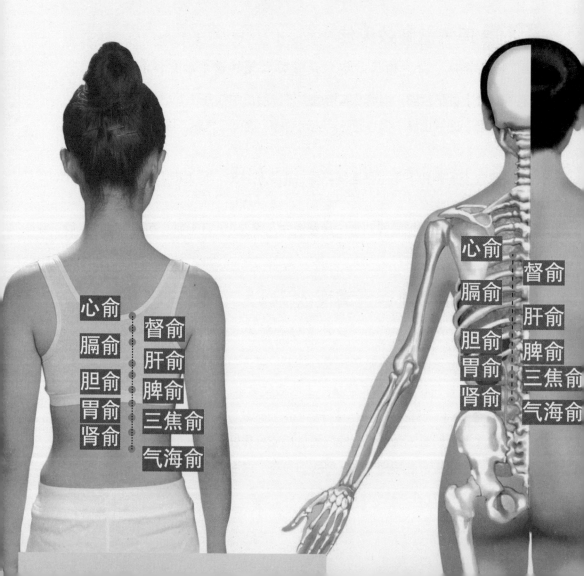

胆俞　肋间神经痛的奇效穴

胆，胆腑；俞，输注。本穴是胆腑之气转输于后背体表的部位。

【定　位】位于背部，当第 10 胸椎棘突下，后正中线旁开 1.5 寸。

【功效主治】疏肝利胆，清热化湿。主治胃脘部及肚腹胀满、呕吐、黄疸。

【快速取穴】肩胛骨下角水平连线与脊柱相交椎体处，往下推 3 个椎体，其下缘旁开 2 横指处即是。

【保健按摩】用双手拇指按压胆俞穴，一面吐气一面用力按压，以局部有酸、胀、麻感为佳，每分钟 100 次，每日 3 次，可治疗慢性肝炎。

脾俞　养脾调胃助饮食

脾，脾脏；俞，输注。本穴是脾气转输于后背体表的部位。

【定　位】位于背部，当第 11 胸椎棘突下，后正中线旁开 1.5 寸。

【功效主治】健脾和胃，利湿升清。主治腹胀、黄疸、呕吐、泄泻、痢疾、便血、水肿、背痛。

【快速取穴】肚脐水平线与脊柱相交椎体处，往上推 3 个椎体，其上缘旁开 2 横指处即是。

【保健按摩】当吃饭没胃口时，不妨按揉脾俞穴，很快就会感觉有点饿了。

胃俞　防治胃病有效穴

胃，胃腑；俞，输注。本穴是胃气转输于后背体表的部位。

【定　位】位于背部，当第 12 胸椎棘突下，后正中线旁开 1.5 寸。

【功效主治】和胃健脾，理中降逆。主治胸胁痛、胃脘痛、呕吐、腹胀、肠鸣。

【快速取穴】肚脐水平线与脊柱相交椎体处，往上推 2 个椎体，其上缘旁开 2 横指处即是。

【保健按摩】用两手掌按压胃俞穴，可增强胃的功能，从而更好地保证食物消化吸收的顺利完成。

三焦俞　治疗糖尿病效果佳

三焦，三焦腑；俞，输注。本穴是三焦之气转输于后背体表的部位。

【定　　位】位于腰部，当第1腰椎棘突下，后正中线旁开1.5寸。

【功效主治】通利三焦，温阳化湿。主治肠鸣、腹胀、呕吐、腹泻、痢疾、小便不利、水肿、腰背强痛。

【快速取穴】肚脐水平线与脊柱相交椎体处，往上推1个椎体，其上缘旁开2横指处即是。

【保健按摩】常用食指指腹点揉三焦俞穴，每次3～5分钟，可缓解腰痛，保护腰椎。

肾俞　强壮肾气治阳痿

肾，肾脏；俞，输注。本穴是肾气转输于后背体表的部位。

【定　　位】位于腰部，当第2腰椎棘突下，后正中线旁开1.5寸。

【功效主治】益肾助阳，强腰利水。主治遗尿、遗精、阳痿、月经不调、白带、水肿、耳鸣、耳聋、腰痛。

【快速取穴】肚脐水平线与脊柱相交椎体处，其下缘旁开2横指处即是。

【保健按摩】每日临睡前，坐于床边垂足解衣，舌抵上腭，目视头顶，两手摩擦两侧肾俞穴，每次10～15分钟，可补肾强身。

气海俞　调理气血治腰疼

气海，元气之海；俞，输注。本穴前应气海，是元气转输于后背体表的部位。

【定　　位】位于腰部，当第3腰椎棘突下，后正中线旁开1.5寸。

【功效主治】益肾壮阳，调经止痛。主治肠鸣腹胀、痔漏、痛经、腰痛。

【快速取穴】肚脐水平线与脊柱相交椎体处，往下推1个椎体，其下缘旁开2横指处即是。

【保健按摩】常用拇指指腹点揉气海俞穴，对痛经、腰痛、脑血管疾病后遗症等有一定的调理、改善功效。

大肠俞　善疗坐骨神经痛

大肠，大肠腑；俞，输注。本穴是大肠之气转输于后背体表的部位。

【定　位】位于腰部，当第4腰椎棘突下，后正中线旁开1.5寸。

【功效主治】理气降逆，调和肠胃。主治腹胀，泄泻，便秘，腰痛。

【快速取穴】两侧髂嵴连线与脊柱交点，旁开量2横指处即是。

【保健按摩】用拇指指端往里向下叩按，以小腹舒适为宜，可治疗腹痛、腹泻等大肠疾病。

关元俞　尿频遗尿奇效穴

关，关藏；元，元气；俞，输注。本穴前应关元，是关藏的元阴元阳之气转输于后背体表的部位。

【定　位】位于腰骶部，当第5腰椎棘突下，后正中线旁开1.5寸。

【功效主治】培补元气，调理下焦。主治腹泻、前列腺炎、夜尿症、慢性盆腔炎、痛经。

【快速取穴】两侧髂嵴连线与脊柱交点，往下推1个椎体，旁开量2横指处即是。

【保健按摩】经常按揉关元俞穴，可缓解生殖系统疾病。

小肠俞　防治早泄效果佳

小肠，小肠腑；俞，输注。本穴是小肠之气转输于后背体表的部位。

【定　位】位于骶部，当骶正中嵴旁1.5寸，平第1骶后孔。

【功效主治】通调二便，清热利湿。主治遗精、遗尿、尿血、白带、小腹胀痛、泄泻、痢疾、疝气、腰骶痛。

【快速取穴】两侧髂嵴连线与脊柱交点，往下推2个椎体，旁开量2横指处即是。

【保健按摩】常用拇指指腹按揉小肠俞穴，每次1~3分钟，可治疗遗尿、遗精等生殖系统疾病。

膀胱俞　治疗遗精遗尿有奇效

膀胱，膀胱腑；俞，输注。本穴是膀胱之气转输于后背体表的部位。

【定　　位】位于骶部，横平第 2 骶后孔，骶正中嵴旁开 1.5 寸。

【功效主治】清利湿热，通经活络。主治小便不利、遗尿、泄泻、便秘、腰脊强痛。

【快速取穴】两侧髂嵴连线与脊柱交点，往下推 3 个椎体，旁开量 2 横指处即是。

【保健按摩】常用拇指指腹按揉两侧膀胱俞穴，具有温肾壮阳、强健腰膝、涩精止遗之功，主治腰脊强痛、遗精、遗尿等。

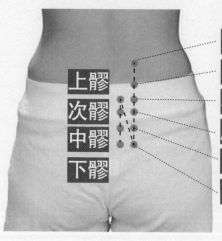

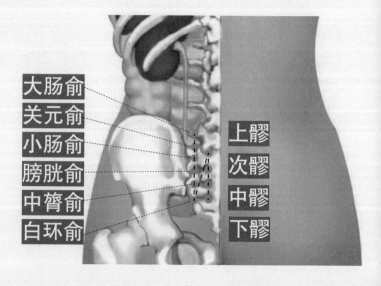

中膂俞　补肾阳、治泄泻

中，中间；膂，挟脊肌肉；俞，输注。本穴位约居人体的中部，是挟脊肌肉之气转输于后背体表的部位。

【定　　位】位于骶部，平第 3 骶后孔，骶正中嵴旁开 1.5 寸。

【功效主治】益肾温阳，调理下焦。主治泄泻、疝气、腰脊强痛。

【快速取穴】两侧髂嵴连线与脊柱交点，往下推 4 个椎体，旁开量 2 横指处即是。

【保健按摩】经常按摩中膂俞穴、会阳穴对男性勃起障碍有较好疗效。

白环俞　温补下元治遗尿

白，白色；环，物名；俞，穴。本穴可治妇女白带等病。

【定　　位】位于骶部，当骶正中嵴旁 1.5 寸，平第 4 骶后孔。

【功效主治】益肾固精，调理经带。主治遗尿、疝气、遗精、月经不调、白带、腰骶痛。

【快速取穴】两侧髂嵴连线与脊柱交点，往下推 5 个椎体，旁开量 2 横指处即是。

【保健按摩】每日用手指指腹或指节向下按压白环俞穴 100 次，可治疗遗精、月经不调。

上髎　阴挺阳痿有奇效

上，与中、下相对而言；髎，孔隙。穴在骶骨第 1 孔中，居上，故名上髎。

【定　　位】位于骶部，正对第 1 骶后孔中。

【功效主治】补益下焦，清利湿热。主治大小便不利，月经不调，带下，阴挺，遗精，阳痿，腰痛。

【快速取穴】正坐或俯卧，在第 1 骶后孔处取穴。

【保健按摩】自己以拇指在前、四指在后的姿势，两手抵住腰部，以中指用力按压上髎穴，对痛经、小便困难、阳痿、遗精等症有不错的缓解作用。

手太阴肺经

手阳明大肠经

足阳明胃经

足太阴脾经

手少阴心经

手太阳小肠经

足太阳膀胱经

足少阴肾经

手厥阴心包经

手少阳三焦经

足少阳胆经

足厥阴肝经

督脉

任脉

奇穴

次髎 痛经带下疗效佳

次，与上髎穴相对为次；髎，孔隙。穴在骶骨第 2 孔中，居次，故名次髎。

【定　位】位于骶部，正对第 2 骶后孔中。

【功效主治】补益下焦，强腰利湿。主治疝气、月经不调、痛经、带下、小便不利、遗精、腰痛、下肢痿痹。

【快速取穴】正坐或俯卧，在第 2 骶后孔处取穴。

【保健按摩】将手握成一个空拳，用拳背去叩击腰骶部，双手可以同时叩击，可治疗月经不调、痛经、带下。

中髎 治疗便秘效果佳

中，与上、下相对；髎，骨隙。穴在骶骨第 3 孔中，居中，故名中髎。

【定　位】位于骶部，正对第 3 骶后孔中。

【功效主治】补益下焦，清利湿热。主治便秘、泄泻、小便不利、月经不调、带下、腰痛。

【快速取穴】正坐或俯卧，在第 3 骶后孔处即是。

【保健按摩】将手握成一个空拳，用拳背去叩击腰骶部，双手可以分别在两侧同时叩击，叩击的力量可稍大些。

下髎 腹痛带下疗效好

下，与上、中相对而言；髎，骨隙。穴在骶骨第 4 孔中，居下，故名下髎。

【定　位】位于骶部，正对第 4 骶后孔中。

【功效主治】补益下焦，清利湿热。主治腹痛、便秘、小便不利、带下、腰痛。

【快速取穴】正坐或俯卧，在第 4 骶后孔处即是。

【保健按摩】将手握成一个空拳，用拳背去叩击腰骶部，双手可以分别在两侧同时叩击，叩击的力量可稍大些。

会阳 治疗痔疮有奇效

会，交会；阳，阴阳之阳。穴属阳经，与阳脉之海的督脉相交。

【定　　位】位于骶部，尾骨端旁开0.5寸。

【功效主治】清热利湿，理气升阳。主治泄泻、便血、痔疾、阳痿、带下。

【快速取穴】俯卧，顺着脊柱向下摸到尽头，旁开0.5寸处即是。

【保健按摩】双手向后，手掌心朝向背部，用中指指腹揉按会阳穴，有酸痛感为佳，每次左右各揉按1～3分钟，可治疗腹泻、痢疾、痔疮、便血等症。

承扶 强化阴道收缩力

承，承受；扶，佐助。本穴位于股部上段，肢体分界的臀沟中点，有佐助下肢承受头身重量的作用。

【定　　位】位于大腿后面，臀下横纹的中点。

【功效主治】舒筋活络，调理下焦。主治腰骶臀股部疼痛，痔疾。

【快速取穴】俯卧，臀下横纹正中点，按压有酸胀感处即是。

【保健按摩】常按摩刺激承扶穴可治疗性冷淡。

殷门 治疗腰背疼效果佳

殷，深厚、正中；门，门户。穴位局部肌肉深厚，为膀胱经气通过之门户。

【定　　位】位于大腿后面，臀下横纹下6寸，股二头肌与半腱肌之间。

【功效主治】舒筋通络，强腰膝。主治腰痛、下肢痿痹。

【快速取穴】先找到承扶、膝盖后面凹陷中央的腘横纹中点，二者连线的中点上1横指处即是。

【保健按摩】常用拇指指腹点按殷门穴，可治疗下肢痿痹。

手太阴肺经

手阳明大肠经

足阳明胃经

足太阴脾经

手少阴心经

手太阳小肠经

足太阳膀胱经

足少阴肾经

手厥阴心包经

手少阳三焦经

足少阳胆经

足厥阴肝经

督脉

任脉

奇穴

浮郄　舒筋利节治麻木

浮，顺流；郄，空隙。本经之气从股后顺流下入的穴隙。

【定　　位】位于膝后区，腘横纹上1寸，股二头肌腱的内侧缘。

【功效主治】清热降温，舒筋通络。主治便秘、股腘部疼痛、麻木。

【快速取穴】先找到委阳，向上1横指处即是。

【保健按摩】用中指指腹点揉浮郄穴，每次 3 ~ 5 分钟，可缓解腓肠肌痉挛（即小腿肚转筋）带来的不适。

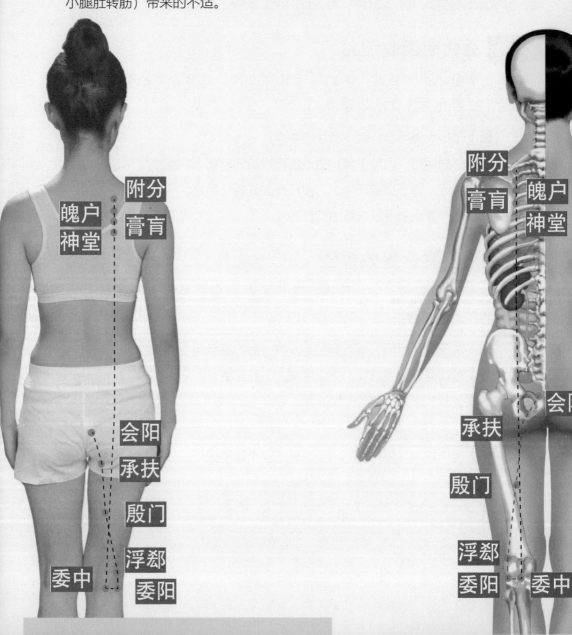

委阳 益气补阳治腰腿痛

委，弯曲；阳，阴阳之阳。外属阳，穴在腘窝横纹委中外侧。

【定　　位】位于膝部，腘横纹上，股二头肌腱的内侧缘。

【功效主治】疏利三焦，通经活络。主治腹满，小便不利，腰脊强痛，腿足挛痛。

【快速取穴】膝盖后面凹陷中央的腘横纹外侧，股二头肌腱内侧即是。

【保健按摩】用拇指指端按委阳穴1分钟，左右腿交替5~8次。可降血压，治腰背痛、脑后头痛、足跟痛。

委中 解除腰背酸痛的奇效穴

委，弯曲；中，中间。穴在腘横纹中点。

【定　　位】位于膝后区，腘横纹中点。

【功效主治】通经活络，活血化瘀。主治腰痛、下肢痿痹、腹痛、吐泻、小便不利、遗尿、丹毒。

【快速取穴】膝盖后面凹陷中央的腘横纹中点即是。

【保健按摩】用力掐按委中穴20~30次，可缓解急性腰痛。

附分 肩膀酸痛特效穴

附，依附；分，分离。膀胱经自项而下，分为两行；本穴为第二行之首穴，附于第一行之旁。

【定　　位】位于背部，当第2胸椎棘突下，后正中线旁开3寸。

【功效主治】舒筋活络，疏风散邪。主治颈项强痛、肩背拘急、肘臂麻木。

【快速取穴】低头屈颈，颈背交界处椎骨高突向下推2个椎体，其下缘旁开4横指处。

【保健按摩】常用拇指指腹点压此处，点压时一面缓缓吐气，一面强压6秒，如此重复20次，可治疗颈项强痛、肩背拘急。

手太阴肺经

手阳明大肠经

足阳明胃经

足太阴脾经

手少阴心经

手太阳小肠经

足太阳膀胱经

足少阴肾经

手厥阴心包经

手少阳三焦经

足少阳胆经

足厥阴肝经

督脉

任脉

奇穴

魄户　肺痨气喘疗效好

魄，气之灵；户，门户。肺藏魄。本穴与肺俞平列，如肺气出入门户。

【定　　位】位于背部，当第3胸椎棘突下，后正中线旁开3寸。

【功效主治】理气降逆，舒筋活络。主治咳嗽，气喘，肺痨，项强，肩背痛。

【快速取穴】低头屈颈，颈背交界处椎骨高突向下推3个椎体，其下缘旁开4横指处。

【保健按摩】用两手手指指腹用力按揉魄户穴，每次2分钟左右。可治疗咳嗽、气喘等肺疾。

膏肓　一动消百病

膏，膏脂；肓，肓膜。在此指心下膈上的膏脂肓膜；因近于心包，故被看作心包组成部分。穴与厥阴俞平列，因名膏肓。

【定　　位】位于背部，当第4胸椎棘突下，后正中线旁开3寸。

【功效主治】益气补虚，通宣理肺。主治咳嗽、气喘、肺痨、健忘、遗精、完谷不化。

【快速取穴】低头屈颈，颈背交界处椎骨高突向下推4个椎体，其下缘旁开4横指处。

【保健按摩】颈肩痛时，可用刮痧板从上向下刮拭膏肓穴；若是咳嗽、气喘等肺疾，可艾灸膏肓，每次灸10～15分钟。

神堂　胸闷气喘疗效佳

神，心神；堂，宫室的前面部分。心藏神，穴如心神所居之殿堂。

【定　　位】位于背部，当第5胸椎棘突下，后正中线旁开3寸。

【功效主治】通经活络，宣肺理气。主治咳嗽、气喘、胸闷、脊背强病。

【快速取穴】肩胛骨下角水平连线与脊柱相交椎体处，往上推2个椎体，其下缘水平线与肩胛骨脊柱缘的垂直线交点即是。

【保健按摩】用双手拇指直接点压神堂穴，可治疗咳嗽、气喘、脊背强痛等。

谚谚 疟疾热病用此穴

谚谚，叹息声。取穴时，令患者发出声，穴位局部能动应手指。

【定　　位】位于背部，当第6胸椎棘突下，后正中线旁开3寸。

【功效主治】宣肺理气，通络止痛。主治咳嗽、气喘、肩背痛、疟疾、热病。

【快速取穴】肩胛骨下角水平连线与脊柱相交椎体处，往上推1个椎体，其下缘水平线与肩胛骨脊柱缘的垂直线交点即是。

【保健按摩】用拇指指腹按揉谚谚穴，每天早晚各1次，每次3分钟，长期坚持能治疗疟疾热病等症。

膈关 宽胸利膈治胸闷

膈，横膈；关，关隘。本穴与膈俞平列，喻之为治疗横膈疾病的关隘。

【定　　位】位于背部，当第7胸椎棘突下，后正中线旁开3寸。

【功效主治】宽胸理气，和胃降逆。主治胸闷、嗳气、呕吐、脊背强痛。

【快速取穴】肩胛骨下角水平连线与肩胛骨脊柱缘的垂直线交点即是。

【保健按摩】用两手手指指腹轻轻揉压膈关穴，每次2分钟，可防治呕吐、打嗝、胃痛等症。

魂门 肝脏保养特效穴

魂，肝之神；门，出入的门户。肝藏魂，穴如肝气出入之门户。

【定　　位】位于背部，当第9胸椎棘突下，后正中线旁开3寸。

【功效主治】疏肝理气，降逆和胃。主治胸胁痛、呕吐、泄泻、背痛。

【快速取穴】肩胛骨下角水平连线与脊柱相交椎体处，往下推2个椎体，其下缘水平线与肩胛骨脊柱缘的垂直线交点即是。

【保健按摩】用拇指直接点压魂门穴，每次1~3分钟，坚持长期按揉此穴，可治疗胸胁疼痛、呕吐、腹泻、背痛等症。

手太阴肺经
手阳明大肠经
足阳明胃经
足太阴脾经
手少阴心经
手太阳小肠经
足太阳膀胱经
足少阴肾经
手厥阴心包经
手少阳三焦经
足少阳胆经
足厥阴肝经
督脉
任脉
奇穴

阳纲　散热降火疗肺肾消渴

阳，阴阳之阳；纲，纲要。胆属阳；穴与胆俞平列，为治疗胆病的要穴。

【定　　位】位于背部，当第 10 胸椎棘突下，后正中线旁开 3 寸。

【功效主治】疏肝利胆，健脾和中。主治肠鸣、腹痛、泄泻、黄疸、消渴。

【快速取穴】肩胛骨下角水平连线与脊柱相交椎体处，往下推 3 个椎体，其下缘水平线与肩胛骨脊柱缘的垂直线交点即是。

【保健按摩】腹痛肠鸣时点按阳纲穴，有通经活络、调理胃肠的功效，可缓解疼痛。

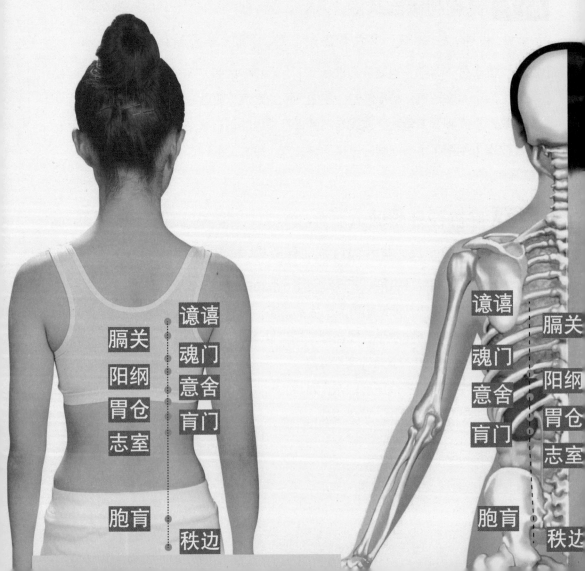

意舍　健脾化湿疗胃病

意，意念；舍，宅舍。脾藏意；穴与脾俞平列，如脾气之宅舍。

【定　位】位于背部，当第 11 胸椎棘突下，后正中线旁开 3 寸。

【功效主治】健脾和胃，利胆化湿。主治腹胀、肠鸣、呕吐、泄泻。

【快速取穴】肚脐水平线与脊柱相交椎体处，往上推 3 个椎体，其下缘水平线与肩胛骨脊柱缘的垂直线交点即是。

【保健按摩】经常按摩意舍穴，可调理脾胃，对腹胀、肠鸣有显著的疗效。

胃仓　理气和中治水肿

胃，胃腑；仓，粮仓。穴犹如粮仓。

【定　位】位于背部，当第 12 胸椎棘突下，后正中线旁开 3 寸。

【功效主治】和胃健脾，消食导滞。主治胃脘痛、腹胀、小儿食积、水肿、背脊痛。

【快速取穴】肚脐水平线与脊柱相交椎体处，往上推 2 个椎体，其下缘水平线与肩胛骨脊柱缘的垂直线交点即是。

【保健按摩】以手指指腹或指节向下按压，并作圈状按摩胃仓穴，可缓解治疗腹胀、水肿、胃溃疡、习惯性便秘、脊背疼痛等。

肓门　消痞治便秘

肓，肓膜；门，门户。穴与三焦俞平列，如肓膜之气出入的门户。

【定　位】位于腰部，当第 1 腰椎棘突下，后正中线旁开 3 寸。

【功效主治】理气和胃，清热消肿。主治腹痛、便秘、痞块、乳疾。

【快速取穴】肚脐水平线与脊柱相交椎体处，往上推 1 个椎体，其下缘水平线与肩胛骨脊柱缘的垂直线交点即是。

【保健按摩】常用中指指腹揉按肓门穴，每次 3 ~ 5 分钟，可预防消化不良。

手太阴肺经

手阳明大肠经

足阳明胃经

足太阴脾经

手少阴心经

手太阳小肠经

足太阳膀胱经

足少阴肾经

手厥阴心包经

手少阳三焦经

足少阳胆经

足厥阴肝经

督脉

任脉

奇穴

志室　防治各种前列腺疾病

志，意志；室，房室。肾藏志；穴与肾俞平列，如肾气聚集之房室。

【定　　位】位于腰部，当第2腰椎棘突下，后正中线旁开3寸。

【功效主治】补肾壮腰，益精填髓。主治遗精、阳痿、小便不利、水肿、腰脊强痛。

【快速取穴】肚脐水平线与脊柱相交椎体处，其下缘水平线与肩胛骨脊柱缘的垂直线交点即是。

【保健按摩】用双手拇指指腹分别按揉两侧的志室穴，可治疗耳鸣耳聋、头晕目眩、腰脊强痛、阳痿早泄、小便不利等。

胞肓　通利二便疗肠鸣

胞，囊袋；肓，肓膜。胞，在此主要指膀胱；穴与膀胱俞平列，故名。

【定　　位】位于臀部，平第2骶后孔，骶正中嵴旁开3寸。

【功效主治】补肾强腰，通利二便。主治肠鸣、腹胀、便秘、癃闭、腰脊强痛。

【快速取穴】两侧髂嵴连线与脊柱交点，往下推3个椎体，其下缘水平线与肩胛骨脊柱缘的垂直线交点即是。

【保健按摩】常用中指按揉胞肓穴，每次1～3分钟，可改善腰膝寒冷。

秩边　腰骶痛病的钥匙

秩，秩序；边，边缘。膀胱经背部诸穴，排列有序；本穴居其最下缘。

【定　　位】位于臀部，平第4骶后孔，骶正中嵴旁开3寸。

【功效主治】健腰腿，利下焦。主治小便不利、便秘、痔疾、腰骶痛、下肢痿痹。

【快速取穴】两侧髂嵴连线与脊柱交点，往下推5个椎体，其下缘水平线与肩胛骨脊柱缘的垂直线交点即是。

【保健按摩】先用深沉力度按揉秩边穴，接着按顺、逆时针方向旋转按揉各60圈，可防治腰腿疼痛。

合阳　治肩背痛的特效穴

合，汇合；阳，阴阳之阳。本经自上而下分成两支，高而为阳。

【定　　位】位于小腿后面，委中与承山的连线上，委中下2寸。

【功效主治】舒筋通络，调经止带，强健腰膝。主治腰脊痛、下肢酸痛、崩漏、子宫出血、带下。

【快速取穴】膝盖后面凹陷中央的腘横纹中点直下量3横指处即是。

【保健按摩】用手掌从上向下推擦合阳穴及其周围，可治疗腰痛、坐骨神经痛、痔疮。

承筋　抽筋的特效穴

承，承受；筋，筋肉。穴在腓肠肌处；这是小腿以下承受其以上部位的主要筋肉。

【定　　位】位于小腿后面，腘横纹下5寸，腓肠肌两肌腹之间。

【功效主治】舒筋活络、强健腰膝、清泄肠热。主治腰痛、小腿痛、急性腰扭伤、腿抽筋、痔疮。

【快速取穴】俯卧，小腿用力，后面肌肉明显隆起，中央处按压有酸胀感处即是。

【保健按摩】用大拇指按揉或弹拨承筋穴100~200次，每天坚持，可缓解治疗腰腿痛。

承山　有效的"解气穴"

承，承受；山，山巅。腓肠肌之二肌腹高凸如山，穴在其下，有承受之势。

【定　　位】位于小腿后侧，腓肠肌两肌腹与肌腱交角处。

【功效主治】理气止痛，舒筋活络，消痔。主治痔疮、便秘、腰背疼、腿抽筋、下肢瘫痪。

【快速取穴】俯卧，膝盖后面凹陷中央的腘横纹中点与外踝尖连线的中点处即是。

【保健按摩】用拇指指腹按摩承山穴，力度由轻到重，然后用手掌在穴位四周搓擦，令皮肤感到发热，可治疗小腿抽筋。

手太阴肺经　手阳明大肠经　足阳明胃经　足太阴脾经　手少阴心经　手太阳小肠经　足太阳膀胱经　足少阴肾经　手厥阴心包经　手少阳三焦经　足少阳胆经　足厥阴肝经　督脉　任脉　奇穴

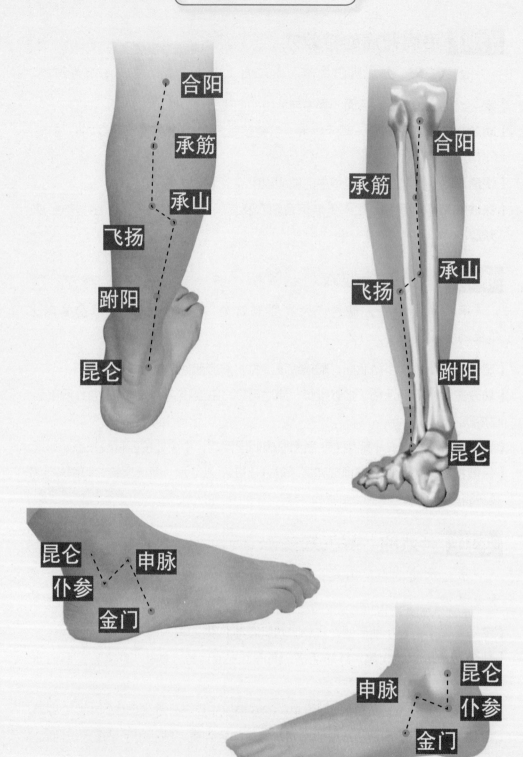

飞扬　常按此穴健步如飞

飞，飞翔；扬，向上扬。外为阳，穴在小腿外侧，本经从此处飞离而去络肾经。

【定　位】位于小腿后面，外踝后，昆仑直上七寸，承山穴外下方1寸处。

【功效主治】清热安神，舒筋活络。主治头痛、目眩、腰腿疼痛、痔疾。

【快速取穴】先找到承山，其下1横指再旁开1横指处。

【保健按摩】用食指、中指指腹按揉飞扬穴，每次1~3分钟，可治疗头痛、目眩、腰腿疼痛等疾病。

跗阳　舒筋退热治腿肿

跗，足背；阳，阴阳之阳。外为阳，上为阳；穴在小腿外侧足背外上方。

【定　位】位于小腿后面，外踝后，昆仑穴直上3寸。

【功效主治】舒筋活络，退热散风。主治头痛、腰骶痛、下肢痿痹、外踝肿痛。

【快速取穴】平足外踝向上量4横指，按压有酸胀感处即是。

【保健按摩】以两手拇指或屈拇指的指间关节桡侧，分别轻揉跗阳穴3~5分钟，可治疗腰扭伤。

昆仑　安神清热治脚肿

昆仑，山名。外踝高突，比作昆仑，穴在其后。

【定　位】位于足部外踝后方，外踝尖与跟腱之间的凹陷处。

【功效主治】安神清热，舒筋活络。主治头痛、项强、目眩、癫痫、难产、腰骶疼痛、脚跟肿痛。

【快速取穴】外踝尖与跟腱之间凹陷处即是。

【保健按摩】指弯曲，用指节由上向下轻轻刮按，每次1~3分钟，对腿足红肿、脚腕疼痛、脚踝疼痛等具有疗效。

手太阴肺经
手阳明大肠经
足阳明胃经
足太阴脾经
手少阴心经
手太阳小肠经
足太阳膀胱经
足少阴肾经
手厥阴心包经
手少阳三焦经
足少阳胆经
足厥阴肝经
督脉
任脉
奇穴

仆参　舒经活络治足跟痛

仆，仆从；参，参拜。穴在足跟外侧，参拜时此处易显露。

【定　　位】位于足外侧部，外踝后下方，昆仑直下，跟骨外侧，赤白肉际处。

【功效主治】强筋壮骨，通络止痛。主治下肢痿痹、足跟痛、癫痫。

【快速取穴】昆仑垂直向下量1横指处。

【保健按摩】用拇指指腹按揉仆参穴，每次1～3分钟，长期坚持按摩，可以缓解足跟痛、下肢麻木。

申脉　常按治失眠、头痛、眩晕

申，伸展的意思；脉，经脉。指其可治经脉之屈伸不利、气郁而呻等症，且可内应膀胱之本府也。

【定　　位】位于足外侧部，外踝下缘与跟骨之间凹陷中。

【功效主治】舒筋活络，清热安神，利腰膝。主治头痛、眩晕、癫狂痫、腰腿酸痛、目赤痛、失眠。

【快速取穴】正坐垂足着地，外踝垂直向下可触及一凹陷，按压有酸胀感处即是。

【保健按摩】每天用拇指指腹按揉，每次1～3分钟，可增强人体对寒冷的耐受性。

金门　安神开窍治头痛

金，阳之称；门，门户。穴是阳维脉的始发点，故又被喻为进入阳维脉的门户。

【定　　位】位于足外侧部，当外踝前缘直下，骰骨下缘处。

【功效主治】安神开窍，通经活络。主治头痛、癫痫、小儿惊风、腰痛、下肢痿痹、外踝痛。

【快速取穴】坐垂足着地，脚趾上翘可见一骨头凸起，外侧凹陷处即是。

【保健按摩】常用拇指指腹按揉金门穴，每次1～3分钟，可调理头晕目眩等症状。

京骨　清热止痉疗目翳

京骨，是第5跖骨粗隆的古称。穴在第5跖骨粗隆外侧。

【定　位】位于足外侧部，第5跖骨粗隆下方，赤白肉际处。

【功效主治】清热止痉，明目舒筋。主治头痛，项强，目翳，癫痫，腰痛。

【快速取穴】沿小趾长骨往后推，可摸到一凸起，下方皮肤颜色深浅交界处即是。

【保健按摩】用拇指指腹按揉京骨穴，每次1～3分钟，对缓解头痛有较好的治疗效果。

束骨　常按常揉降血压

束骨，为第5跖骨小头之古称。穴在第5跖骨小头外下方。

【定　位】位于足外侧，第5跖趾关节的近端，赤白肉际处。

【功效主治】疏经活络，散风清热，清利头目。主治头痛、项强、目眩、癫狂、腰腿痛。

【快速取穴】沿小趾向上摸，摸到小趾与足部相连接的关节，关节后方皮肤颜色交界处即是。

【保健按摩】用按摩棒按压束骨穴，每次100下，每天3次，可治疗头痛、项强、目眩等头部疾病。

足通谷　清热安神治目眩

足，足部；通，通过；谷，山谷。穴在足部，该处凹陷如谷，脉气由此而通过。

【定　位】位于足趾，第5跖趾关节的远端，赤白肉际处。

【功效主治】清头明目，利水通便。主治头痛、项强、目眩、鼻衄、癫狂。

【快速取穴】沿小趾向上摸，摸到小趾与足掌相连接的关节，关节前方皮肤颜色交界处即是。

【保健按摩】按揉或艾条灸左右两侧的足通谷穴，能祛寒治感冒，对预防腿脚发冷有明显的效果。

手太阴肺经　手阳明大肠经　足阳明胃经　足太阴脾经　手少阴心经　手太阳小肠经　足太阳膀胱经　足少阴肾经　手厥阴心包经　手少阳三焦经　足少阳胆经　足厥阴肝经　督脉　任脉　奇穴

至阴 纠正胎位的奇效穴

至，到达；阴，阴阳之阴。阴，在此指足少阴肾经。此穴为足太阳膀胱经末穴，从这里可到达足少阴肾经。

【定　　位】位于足小趾末节外侧，距趾甲角0.1寸。

【功效主治】理气活血，清头明目。主治头痛、鼻塞、遗精、胎位不正、难产。

【快速取穴】足小趾外侧，趾甲外侧缘与下缘各作一垂线，其交点处即是。

【保健按摩】掐按至阴穴可纠正胎位不正。

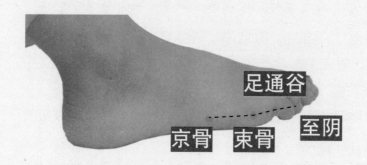

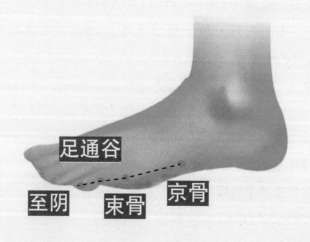

>第八章

足少阴肾经：人体健康之本

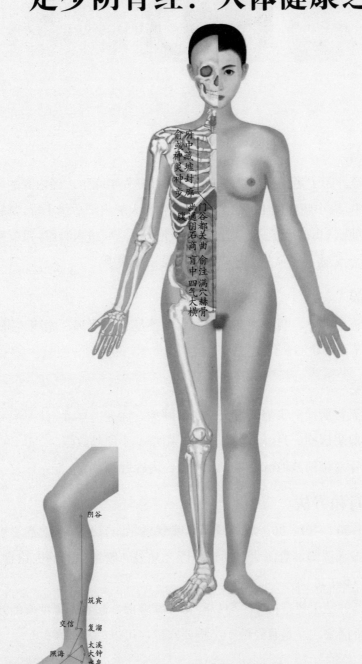

府中藏彧神神
俞中堂封灵步廊
腹

门谷都关
幽通阴石商
育中四气大横
俞注满穴赫骨

阴谷

筑宾

交信　复溜
照海　太溪钟
水泉
然谷

足少阴肾经
凡 27 穴
左右共 54 穴位

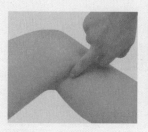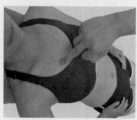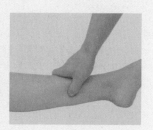

🔗 经脉循行

足少阴肾经，起于足小趾下，斜走足心，行舟骨粗隆下，经内踝的后方，向下进入足跟中，沿小腿内侧上行，经腘窝内侧，沿大腿内侧后缘上行，贯脊柱，属于肾，络于膀胱。其直行支脉，从肾脏向上经过肝、膈，进入肺脏，沿着喉咙，夹舌根旁；另一支脉，从肺分出，联络心，流注于胸中。

🔍 主要病候

咯血、气喘、舌干、咽喉肿痛、水肿、大便秘结、泄泻，腰痛、脊股内后侧痛、痿弱无力、足心热等症。

📑 主治概要

1. 头面、五官病症：头痛、目眩、咽喉肿痛、齿痛、耳聋、耳鸣等。

2. 妇科及前阴病症：月经不调、遗精、阳痿、小便频数等。

3. 经脉循行部位的其他病症：下肢厥冷、内踝肿痛等。

⚙️ 保养时间和方法

酉时（17：00～19：00）对应肾经，晚餐宜早，宜少，可饮酒1小杯，不可至醉。用热水洗脚，有降火、活血除湿之功效。晚漱口，除去饮食之毒气残物，以利口齿。

肾经的保养方法主要是按摩。可以经常按摩腰部，起到补肾纳气的效果。然后脚底有一个涌泉穴，是肾经的一个重要穴位，可以经常按摩。

涌泉　人体长寿大穴

涌，外涌而出也；泉，泉水也。穴居足心陷中，经气自下而上，如涌出之泉水。

【定　位】在足底，屈足卷趾时足心最凹陷处。

【功效主治】滋肾益阴，平肝息风。主治昏厥、中暑、小儿惊风、癫狂痫、头痛、头晕、目眩、失眠、咯血、咽喉肿痛、喉痹、失音、大便难、小便不利、奔豚气、足心热。

【快速取穴】蜷足，足底前 1/3 处可见有一凹陷处，按压有酸痛感处即是。

【保健按摩】经常按摩刺激涌泉穴，使整个足底发热，可补肾健身，还可改善疲乏无力、神经衰弱。

然谷　健脾开胃的"大功臣"

然，然骨；谷，山谷。穴在然骨（舟骨粗隆）下陷中，如居山谷。

【定　位】位于足内侧缘，足舟骨粗隆下方，赤白肉际处。

【功效主治】泻热，消胀，宁神。主治月经不调、阴挺、阴痒、白浊、遗精、阳痿、小便不利、咯血、咽喉肿痛、消渴、下肢痿痹、足跗痛、小儿脐风、口噤、腹泻。

【快速取穴】坐位垂足，内踝前下方明显骨性标志——舟骨前下方凹陷处即是。

【保健按摩】常用拇指指腹按揉然谷穴，每次 1～3 分钟，可固肾缩尿，防治老年人尿频。

太溪　强身健体补肾要穴

太，甚大；溪，沟溪。穴在内踝与跟腱之间凹陷中，如巨大的沟溪。

【定　位】位于足内侧，内踝后方，内踝尖与跟腱之间的凹陷处。

【功效主治】滋阴益肾，壮阳强腰。主治扁桃体炎、慢性咽炎、闭经、失眠、冠心病、早泄。

【快速取穴】坐位垂足，由足内踝向后推至与跟腱之间凹陷处即是。

【保健按摩】常用拇指指腹由上往下刮太溪穴，每日早晚左右足各刮 1～3 分钟，可调节和缓解肾炎、膀胱炎、遗尿、遗精等病症。

大钟　强腰壮骨的要穴

大，大小之大；钟，同"踵"，即足跟。穴在足跟，其骨较大，故名大钟。

【定　　位】位于足内侧，内踝下方，跟腱附着部的内侧前方凹陷处。

【功效主治】益肾平喘，调理二便。主治痴呆、癃闭、遗尿、便秘、月经不调、咯血、气喘、腰脊强痛、足跟痛。

【快速取穴】先找到太溪，向下量半横指，再向后平推至凹陷处即是。

【保健按摩】常拿捏大钟穴，每次1～3分钟，可防治腰痛。

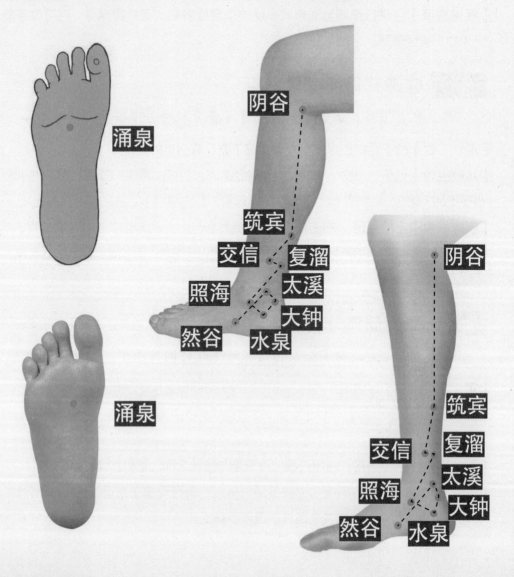

水泉　清热益肾的关键穴

水，水液；泉，水泉。水泉有水源之意，肾主水。穴属本经郄穴，能治小便淋沥。

【定　位】位于足内侧，太溪直下1寸，跟骨结节内侧凹陷中。

【功效主治】清热益肾，通经活络。主治月经不调、痛经、阴挺、小便不利、淋证、血尿。

【快速取穴】先找到太溪，直下用拇指量1横指，按压有酸胀感处即是。

【保健按摩】常用拇指指腹按揉水泉穴，每次1～3分钟，可防治足跟痛。

照海　快速摆平失眠的神奇穴

照，光照；海，海洋。穴属肾经，气盛如海，意为肾中真阳，可光照周身。

【定　位】位于足内侧，内踝尖下1寸，内踝下缘边际凹陷中。

【功效主治】滋阴清热，调经止痛。主治失眠、癫痫、咽喉干痛、目赤肿痛、月经不调、痛经、带下、阴挺、小便频数、癃闭。

【快速取穴】垂足，由内踝尖垂直向下推，至下缘凹陷处，按压有酸痛感处即是。

【保健按摩】常用拇指指腹轻轻向下按揉，每次1～3分钟，有补肾、养肝、健脾的功效。

复溜　补肾益阴治盗汗

复，同"伏"，深伏；溜，流动。穴居照海之上，在此指经气至"海"入而复出并继续溜注之意。

【定　位】位于小腿内侧，内踝尖上2寸，跟腱的前缘。

【功效主治】补肾益阴，温阳利水。主治水肿、汗证（无汗或多汗）、腹胀、腹泻、肠鸣、腰脊强痛、下肢痿痹。

【快速取穴】先找到太溪，直上量3横指，跟腱前缘处，按压有酸胀感处即是。

【保健按摩】常用拇指指腹由下往上推按复溜穴，每次1～3分钟，可缓解腹泻、盗汗、四肢乏力、腰脊强痛。

手太阴肺经　手阳明大肠经　足阳明胃经　足太阴脾经　手少阴心经　手太阳小肠经　足太阳膀胱经　足少阴肾经　手厥阴心包经　手少阳三焦经　足少阳胆经　足厥阴肝经　督脉　任脉　奇穴

交信　调理女子月经的"专家"

交，交会；信，信用。信，五常之一，属土，指脾。本经脉气在本穴交会脾经。

【定　　位】位于小腿内侧，内踝尖上 2 寸，胫骨内侧缘后际凹陷中。

【功效主治】益肾调经，调理二便。主治月经不调、崩漏、阴挺、阴痒、腹泻、便秘、痢疾、五淋、疝气。

【快速取穴】先找到太溪，直上量 3 横指，再前推至胫骨后凹陷处即是。

【保健按摩】当女性月经到期不来或者有崩漏、淋漓不止等情况，按揉交信穴可以得到很大的改善。

筑宾　补肾排毒要穴

筑，强健；宾，同"膑"，泛指膝和小腿。穴在小腿内侧，有使腿膝强健的作用。

【定　　位】位于小腿内侧，太溪与阴谷的连线上，太溪上 5 寸，腓肠肌肌腹的内下方。

【功效主治】理下焦，清神。主治癫狂、疝气、呕吐涎沫、吐舌、小腿内侧痛。

【快速取穴】先找到太溪，直上量 7 横指，按压有酸胀感处即是。

【保健按摩】常用食指指腹按揉筑宾穴，力度适中，可改善小腿痉挛、脚软无力等不适症状。

阴谷　帮你解决"难言之隐"

阴，阴阳之阴；谷，山谷。内为阴。穴在膝关节内侧，局部凹陷如谷。

【定　　位】位于膝后区，腘横纹上，半腱肌肌腱外侧缘。

【功效主治】益肾调经，理气止痛。主治癫狂、阳痿、小便不利、月经不调、崩漏、膝股内侧痛。

【快速取穴】微屈膝，在腘窝横纹内侧可触及两条筋，两条筋之间凹陷处即是。

【保健按摩】常用食指指腹按揉阴谷穴，力度适中，每次 1 ~ 3 分钟，可治疗阳痿、早泄、遗精、前列腺炎等男性性功能障碍疾病。

横骨　有效治疗前列腺疾病

横骨，为耻骨之古称。穴在横骨上缘上方，故称横骨。

【定　　位】位于下腹部，脐中下5寸，前正中线旁开0.5寸。

【功效主治】益肾助阳，调理下焦。主治腹痛、外生殖器肿痛、遗精、闭经、盆腔炎。

【快速取穴】仰卧，耻骨联合上缘中点，再旁开半横指处即是。

【保健按摩】常用拇指指腹从上向下推摩横骨穴，每次3～5分钟，可治小便不利、遗尿、遗精等泌尿生殖系统疾病。

大赫　补肾又能去湿热

大，大小之大；赫，显赫，显赫有盛大之意。本穴为足少阴冲脉之会，乃下焦元气充盛之处。

【定　　位】位于下腹部，脐中下4寸，前正中线旁开0.5寸。

【功效主治】温肾助阳，调经止带。主治遗精、月经不调、痛经、不孕、带下。

【快速取穴】仰卧，依上法找到横骨，向上1横指处即是。

【保健按摩】常用拇指指腹从上向下推摩大赫穴，每次3～5分钟，可治疗生殖系统、泌尿系统疾病。

气穴　解决男女生殖疾病

气，气血之气，在此指肾气；穴，土室。穴在关元旁，为肾气藏聚之室。

【定　　位】位于下腹部，当脐中下3寸，前正中线旁开0.5寸。

【功效主治】补益肾气，调理下焦。主治月经不调、痛经、带下、遗精、阳痿。

【快速取穴】肚脐下4横指，再旁开半横指处。

【保健按摩】常用拇指指腹从上向下推摩气穴穴，每次3～5分钟，可治疗生殖系统疾病。

手太阴肺经　手阳明大肠经　足阳明胃经　足太阴脾经　手少阴心经　手太阳小肠经　足太阳膀胱经　足少阴肾经　手厥阴心包经　手少阳三焦经　足少阳胆经　足厥阴肝经　督脉　任脉　奇穴

四满 调经止带要穴

四，第四；满，充满。此乃肾经入腹的第四穴，可治腹部胀满。

【定　　位】位于下腹部，脐中下2寸，前正中线旁开0.5寸。

【功效主治】理气健脾，清热调经。主治痛经、不孕症、遗精、水肿、小腹痛、便秘。

【快速取穴】仰卧，肚脐下3横指，再旁开半横指处即是。

【保健按摩】常用拇指指腹按揉四满穴，可治疗腹痛、便秘、腹泻、月经不调等疾病。

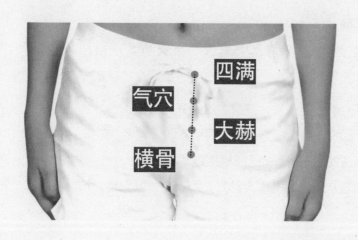

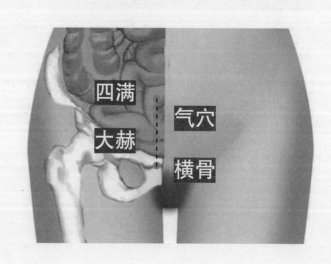

中注　行气调经促消化

中，中间；注，灌注。肾经之气由此灌注中焦。

【定　　位】位于下腹部，脐中下1寸，前正中线旁开0.5寸。

【功效主治】通便止泻，行气调经。主治月经不调、腰腹疼痛、大便燥结、泄泻、痢疾。

【快速取穴】仰卧，肚脐下半横指，再旁开半横指处即是。

【保健按摩】常用拇指指腹按揉中注穴，可治疗腹痛、便秘、腹泻、月经不调等疾病。

肓俞　腹痛绕脐奇效穴

肓，肓膜；俞，输注。肾经之气由此灌注中焦。

【定　　位】位于腹中部，当脐中旁开0.5寸。

【功效主治】理气止痛，润肠通便。主治腹痛绕脐、呕吐、腹胀、痢疾、泄泻、便秘、疝气、月经不调、腰脊痛。

【快速取穴】仰卧，肚脐旁开半横指处即是。

【保健按摩】常用拇指指腹从上向下推摩肓俞穴，每次3~5分钟，可治疗腹痛、便秘、腹泻、月经不调、疝气等疾病。

商曲　泄泻便秘奇效穴

商，五音之一，属金；曲，弯曲。商为金音，大肠属金，本穴内对大肠弯曲处。

【定　　位】位于上腹部，当脐中上2寸，前正中线旁开0.5寸。

【功效主治】健脾和胃，消积止痛。主治绕脐腹痛、腹胀、呕吐、腹泻、痢疾、便秘。

【快速取穴】仰卧，肚脐上3横指，再旁开半横指处即是。

【保健按摩】常用拇指指腹从上向下推摩商曲穴，每次3~5分钟，可治疗胃痛、便秘、腹泻等胃肠疾病。

石关　脾胃虚弱疗效好

　　石,石头;关,重要。石有坚实之意。本穴为治腹部坚实病症的要穴。

【定　　位】位于上腹部,当脐中上 3 寸,前正中线旁开 0.5 寸。

【功效主治】滋阴清热,和中化湿。主治呕吐、腹痛、便秘、产后腹痛、妇人不孕。

【快速取穴】仰卧,肚脐上 4 横指,再旁开半横指处即是。

【保健按摩】常用中指指尖垂直向下按肚脐旁边的石关穴,每次 3 ~ 5 分钟,可治疗呕吐、腹痛、妇人不孕等脾胃虚寒之证。

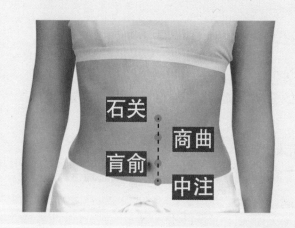

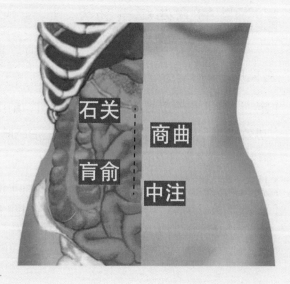

阴都　治愈胃痛的特效穴

阴，阴阳之阴；都，会聚。穴在腹部，为水谷聚焦之处。

【定　　位】位于上腹部，脐中上4寸，前正中线旁开0.5寸。

【功效主治】调理肠胃，宽胸降逆。主治胃痛、腹胀、便秘。

【快速取穴】仰卧，胸剑联合与肚脐连线中点，再旁开半横指处即是。

【保健按摩】点按阴都穴位处用力以能耐受为度，按时有胀与微酸感，可治愈胃痛。

腹通谷　胃痛呕吐要穴

腹，腹部；通，通过；谷，水谷。穴在腹部，为通过水谷之处。

【定　　位】位于上腹部，脐中上5寸，前正中线旁开0.5寸。

【功效主治】健脾和胃，宽胸安神。主治腹痛、腹胀、呕吐、胸痛、急慢性胃炎。

【快速取穴】仰卧，胸剑联合处，直下量4横指，再旁开半横指处即是。

【保健按摩】按揉腹通谷穴，可缓解胃痛、呕吐、腹痛、腹胀等胃肠疾病。

幽门　腹胀腹泻双调节

幽，隐藏在腹部深处；门，门户。胃之下口称幽门。穴之深部，邻近幽门。

【定　　位】位于上腹部，脐中上6寸，前正中线旁开0.5寸。

【功效主治】健脾和胃，降逆止呕。主治腹痛、呕吐、腹胀、腹泻。

【快速取穴】仰卧，胸剑联合处，直下量3横指，再旁开半横指处即是。

【保健按摩】按揉幽门穴，可治呕吐、腹痛、腹胀、腹泻等胃肠疾病。

步廊　气喘胸痛有奇效

步，步行；廊，走廊。穴当中庭旁；经气自此，如步行于庭堂之两廊。

【定　　位】位于胸部，第5肋间隙，前正中线旁开2寸。

【功效主治】宽胸理气，止咳平喘。主治咳嗽、哮喘、胸痛、乳痈、胸膜炎。

【快速取穴】仰卧，平乳头的肋间隙的下一肋间，由前正中线旁开3横指处即是。

【保健按摩】急性乳腺炎患者可自步廊向乳头方向推擦50～100次。

手太阴肺经
手阳明大肠经
足阳明胃经
足太阴脾经
手少阴心经
手太阳小肠经
足太阳膀胱经
足少阴肾经
手厥阴心包经
手少阳三焦经
足少阳胆经
足厥阴肝经
督脉
任脉
奇穴

神封　止咳丰胸穴

　　神，指心；封，领属。穴之所在为心之所属。

【定　　位】位于胸部，第4肋间隙，前正中线旁开2寸。

【功效主治】通乳消痈，降逆平喘。主治咳嗽、气喘、胸胁支满、呕吐、不嗜食、乳痈。

【快速取穴】仰卧，平乳头的肋间隙中，由前正中线旁开3横指处即是。

【保健按摩】常用中指指腹按揉神封穴，每次3～5分钟，可缓解跑步后或搬重物后造成的气喘。

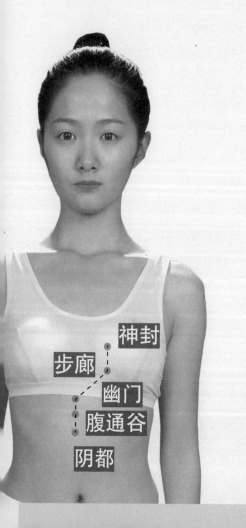

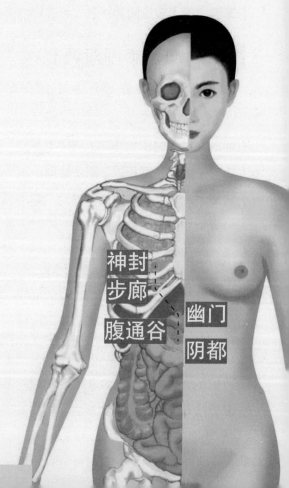

灵墟　咳嗽痰多奇效穴

灵，指心；墟，土堆。本穴内应心脏，外当肌肉隆起处，其隆起犹如土堆。

【定　　位】位于胸部，第3肋间隙，前正中线旁开2寸。

【功效主治】宽胸理气，清热降逆。主治咳嗽、哮喘、胸痛、乳痈、胸膜炎、心悸。

【快速取穴】仰卧，自乳头垂直向上推1个肋间隙，该肋间隙中，由前正中线旁开3横指处即是。

【保健按摩】常用点按法按压灵墟穴30秒，可缓解咳嗽气喘。

神藏　胸闷胸痛奇效穴

神，指心；藏，匿藏。穴当心神匿藏之处。

【定　　位】位于胸部，当第2肋间隙，前正中线旁开2寸。

【功效主治】宽胸理气，降逆平喘。主治咳嗽、哮喘、胸痛、支气管炎、呕吐。

【快速取穴】仰卧，自乳头垂直向上推2个肋间隙，该肋间隙中，由前正中线旁开3横指处即是。

【保健按摩】经常按摩神藏穴，可以使人体阴阳气血、脏腑功能协调平衡，有效预防失眠。

彧中　止咳平喘有奇效

彧，通"郁"；中，中间。郁有茂盛之意，穴当肾气行于胸中大盛之处。

【定　　位】位于胸部，第1肋间隙，前正中线旁开2寸。

【功效主治】宽胸理气，止咳化痰。主治咳嗽、胸胁胀满、不嗜食、咽喉肿痛。

【快速取穴】仰卧，自锁骨下缘垂直向下推1个肋骨，就是第1肋间隙，由前正中线旁开3横指处即是。

【保健按摩】生气或疲累后，胸胁部有时会感到疼痛，而且不断咳嗽，此时可以用拇指指腹点按彧中穴，有助于止痛、定咳、顺气。

手太阴肺经
手阳明大肠经
足阳明胃经
足太阴脾经
手少阴心经
手太阳小肠经
足太阳膀胱经
足少阴肾经
手厥阴心包经
手少阳三焦经
足少阳胆经
足厥阴肝经
督脉
任脉
奇穴

俞府　理气降逆治气喘

俞，输；府，体内脏腑。指肾经气血由此回归体内。

【定　　位】位于胸部，锁骨下缘，前正中线旁开2寸。

【功效主治】止咳平喘，理气降逆。主治咳嗽、气喘、胸痛、呕吐、不嗜食。

【快速取穴】仰卧，锁骨下可触及一凹陷，在此凹陷中，前正中线旁开3横指处即是。

【保健按摩】常用拇指或中指点按俞府穴，每次3~5分钟，可治疗脚心发凉、气喘。

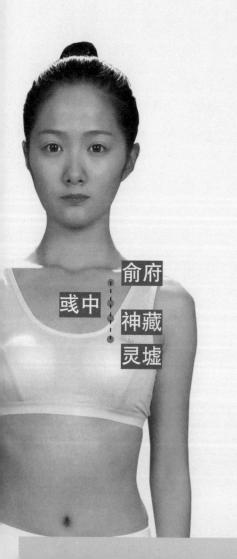

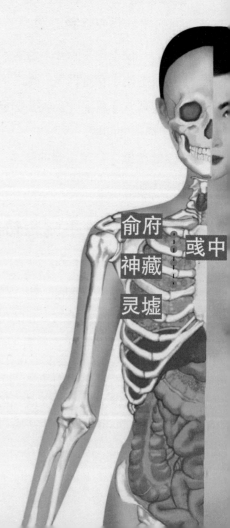

❯第九章

手厥阴心包经：救命的经络

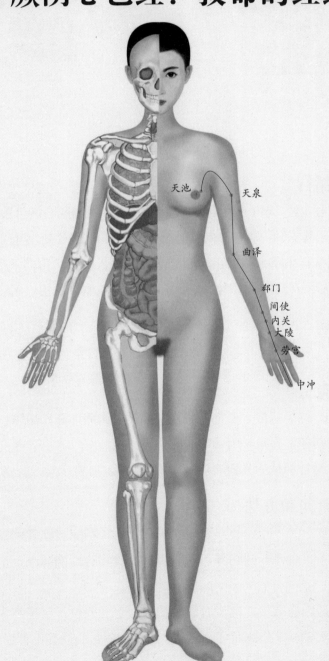

天池

天泉

曲泽

郄门

间使
内关
大陵
劳宫

中冲

手厥阴心包经

凡 **9** 穴

左右共 **18** 穴位

手太阴肺经

手阳明大肠经

足阳明胃经

足太阴脾经

手少阴心经

手太阳小肠经

足太阳膀胱经

足少阴肾经

手厥阴心包经

手少阳三焦经

足少阳胆经

足厥阴肝经

督脉

任脉

奇穴

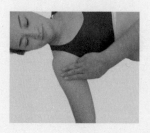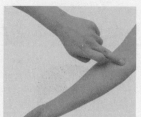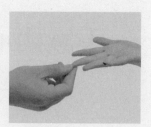

经脉循行

手厥阴心包经，起于胸中，属心包络，向下经过横膈自胸至腹依次联络上、中、下三焦。其支脉，从胸部向外侧循行，至腋下 3 寸处，再向上抵达腋部，沿上臂内侧下行于手太阴、手少阴经之间，进入肘中，再向下到前臂，沿两筋之间，进入掌中，循行至中指的末端。一支脉从掌中分出，沿无名指到指端。

主要病候

心痛，胸闷，心悸，心烦，癫狂，腋肿，肘臂挛急，掌心发热等症。

主治概要

1. 心胸、神志病症：心痛，心悸，心烦，胸闷，癫狂痫等。

2. 胃腑病症：胃痛，呕吐等。

3. 经脉循行部位的其他病症：上臂内侧痛，肘臂挛麻，腕痛，掌中热等。

保养时间和方法

戌时（19:00～21:00）对应心包经，此时不应该饮食刺激性食物，比如辣椒、浓茶、咖啡、烈酒等，这些刺激性食物会影响睡眠，不利于保健心包经。

晚饭后适宜散散步，散步时轻轻拍打心包经穴位，至潮红为宜，注意拍打力度，每次3～5分钟即可。有利于减少胸闷，心悸等不良症状。

天池 女性宝穴

天，天空;池，池塘。穴在乳旁，乳房之泌乳，犹如水自天池而出。

【定 位】 位于胸部，第 4 肋间隙，前正中线旁开 5 寸。

【功效主治】 活血化瘀，宽胸理气。主治咳嗽、痰多、胸闷、气喘、胸痛、腋下肿痛、乳痈、瘰疬。

【快速取穴】 仰卧，自乳头沿水平线向外侧旁开 1 横指，按压有酸胀感处即是。

【保健按摩】 用拇指或中指指腹垂直下压按揉天池穴，持续 3 ~ 5 分钟为宜，可治疗乳腺增生、乳腺炎等疾病。

天泉 缓解胸闷效果佳

天，天空;泉，泉水。源于天地的经气由此而下，如泉水从天而降。

【定 位】 位于臂前区，腋前纹头下 2 寸，肱二头肌的长、短头之间。

【功效主治】 宽胸理气，活血通脉。主治心痛、咳嗽、胸胁胀满、胸背及上臂内侧痛。

【快速取穴】 伸肘仰掌，腋前纹头直下 3 横指，在肱二头肌肌腹间隙中，按压有酸胀感处即是。

【保健按摩】 常用拇指或中指指腹按揉天泉穴，每次 1 ~ 3 分钟，对心脏供血不足者治疗效果明显。

曲泽 可除去胸闷病

曲，弯曲;泽，沼泽。经气流注至此，入曲肘浅凹处，犹如水进沼泽。

【定 位】 位于肘前区，肘横纹上，肱二头肌腱的尺侧缘凹陷中。

【功效主治】 清热除烦，舒筋活血。主治心痛、心悸、善惊、胃痛、呕血、呕吐、暑热病、肘臂挛痛、上肢颤动。

【快速取穴】 肘微弯，肘弯里可摸到一条大筋，内侧横纹上可触及凹陷处即是。

【保健按摩】 用拇指或中指垂直按压曲泽穴，每次 1 ~ 3 分钟，可治疗心火上升引起的心痛、心悸等心血管疾病。

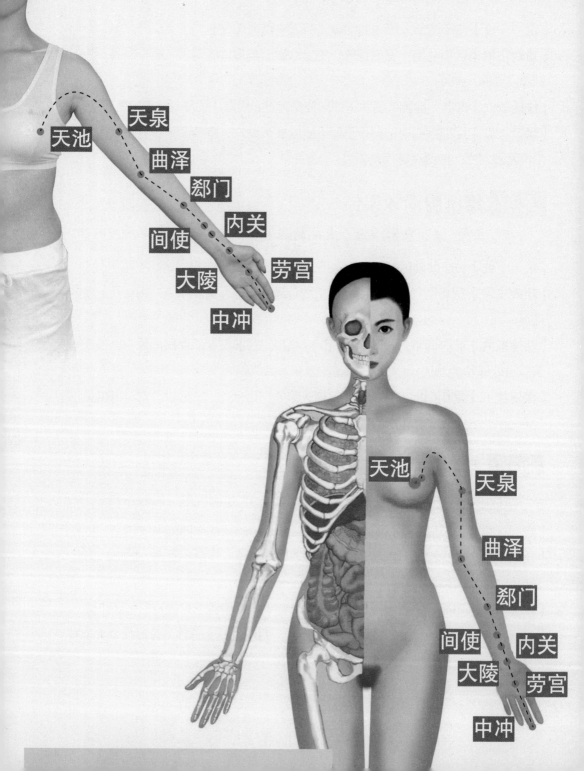

天池

天泉

曲泽

郄门

内关

间使

劳宫

大陵

中冲

天池

天泉

曲泽

郄门

间使

内关

大陵

劳宫

中冲

郄门　治疗心绞痛有奇效

郄，孔隙；门，门户。此为本经郄穴，乃本经经气出入之门户。

【定　　位】位于臂前区，腕掌侧远端横纹上5寸，掌长肌腱与桡侧腕屈肌腱之间。

【功效主治】宁心安神，宽胸理气。主治急性心痛、心悸、心烦、胸痛、咯血、呕血、衄血、疔疮、癫痫。

【快速取穴】微屈腕握拳，曲池与大陵连线中点下1横指处即是。

【保健按摩】自己可用右手拇指按住左手郄门穴，然后左手腕向内转动45°再返回，以每分钟60次的速度重复该动作，按摩1分钟，可治疗心悸、心动过速等症。

间使　治疗热病的奇效穴

间，间隙；使，臣使。穴属心包经，位于两筋之间隙，心包为臣使之官，故名。

【定　　位】位于前臂前区，腕掌侧远端横纹上3寸，掌长肌腱与桡侧腕屈肌腱之间。

【功效主治】宽胸和胃，清心安神，截疟。主治心痛、心悸、胃痛、呕吐、热病、疟疾、癫狂痫、腋肿、肘挛、臂痛。

【快速取穴】微屈腕握拳，从腕横纹向上量4横指，两条索状筋之间即是。

【保健按摩】用拇指指腹按压间使穴3~5分钟，可消除打嗝症状。

内关　心脏的保健要穴

内，内外之内；关，关隘。穴在前臂内侧要处，犹如关隘。

【定　　位】位于前臂前区，腕掌侧远端横纹上2寸，掌长肌腱与桡侧腕屈肌腱之间。

【功效主治】宁心安神，理气止痛。主治心痛、胸闷、心动过速或过缓、胃痛、呕吐、呃逆、中风、偏瘫、眩晕、偏头痛、失眠、郁证、癫狂痫、肘臂挛痛。

【快速取穴】微屈腕握拳，从腕横纹向上量3横指，两条索状筋之间即是。

【保健按摩】用手指指腹按揉内关穴100~200次，可缓解呕吐、心痛等。

手太阴肺经　手阳明大肠经　足阳明胃经　足太阴脾经　手少阴心经　手太阳小肠经　足太阳膀胱经　足少阴肾经　手厥阴心包经　手少阳三焦经　足少阳胆经　足厥阴肝经　督脉　任脉　奇穴

大陵 清泄心火除口气

大，大小之大；陵，丘陵。掌根凸起部如同丘陵，穴在其腕侧凹陷中。

【定　　位】位于腕前区，腕掌侧远端横纹中，掌长肌腱与桡侧腕屈肌腱之间。

【功效主治】宁心安神，宽胸和胃。主治心痛、心悸、胸胁满痛、胃痛、呕吐、口臭、喜笑悲恐、癫狂痫、臂挛痛。

【快速取穴】微屈腕握拳，从腕横纹上，两条索状筋之间即是。

【保健按摩】用拇指指尖垂直掐按大陵穴，每天早晚两侧各掐按 1 ~ 3 分钟。以治疗心胸痛、胃炎、扁桃体炎等疾病。

劳宫 强健心脏常用穴

劳，劳动；宫，中央。手司劳动，劳指手。穴在手掌部的中央。

【定　　位】位于掌区，横平第 3 掌指关节近端，第 2、第 3 掌骨之间偏于第 3 掌骨。

【功效主治】提神醒脑，清心安神。主治中风、昏迷、中暑、心痛、烦闷、癫狂痫、口疮、口臭、鹅掌风。

【快速取穴】握拳屈指，中指尖所指掌心处，按压有酸痛感处即是。

【保健按摩】用拇指或中指指腹按揉劳宫穴，每次 1 ~ 3 分钟，可治疗腹泻；用拇指指尖掐按可治疗中风昏迷、中暑等急症。

中冲 急救常用穴

中，中间；冲，冲动，涌出。穴在中指端，心包经之井穴，经气由此涌出，沿经脉上行。

【定　　位】位于手中指末节尖端中央。

【功效主治】苏厥开窍，清心泄热。主治心痛、心悸、中风、中暑、目赤、舌痛、小儿惊风。

【快速取穴】俯掌，手中指尖端的中央即是。

【保健按摩】用较重的手法掐中冲穴约 10 秒，可治疗晕车、中风昏迷、中暑等症状。

第十章

手少阳三焦经：人体血气运行的要道

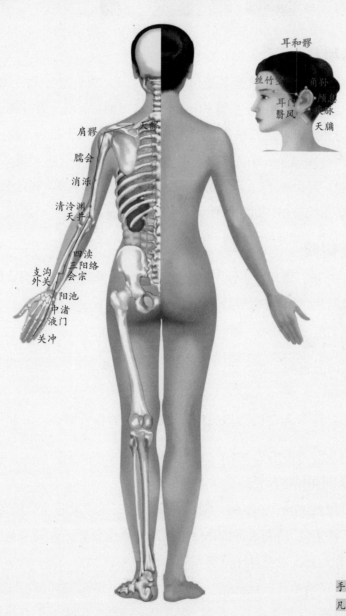

耳和髎
丝竹空
角孙
耳门
颅息
翳风
瘈脉
天牖

肩髎
臑会
消泺
清冷渊
天井
四渎
三阳络
会宗
支沟
外关
阳池
中渚
液门
关冲

天髎

手少阳三焦经
凡 23 穴
左右共 46 穴位

手太阴肺经
手阳明大肠经
足阳明胃经
足太阴脾经
手少阴心经
手太阳小肠经
足太阳膀胱经
足少阴肾经
手厥阴心包经
手少阳三焦经
足少阳胆经
足厥阴肝经
督脉
任脉
奇穴

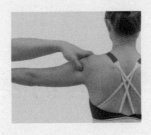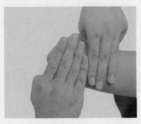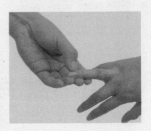

🌐 经脉循行

手少阳三焦经，起于无名指尺侧末端，向上经小指与无名指之间、手腕背侧，上达前臂外侧，出于桡骨和尺骨之间，过肘尖，沿上臂外侧上行至肩部，交出足少阳经之后，进入缺盆部，分布于胸中，散络于心包，向下通过横膈，从胸至腹，依次属上、中、下三焦。其支脉，从胸中分出，进入缺盆部，上行经颈项旁，经耳后直上，到达额角，再下行至面颊部，到达眼眶下部。另一支脉，从耳后分出，进入耳中，再浅出到耳前，经上关、面颊到目外眦。

🔍 主要病候

腹胀，水肿，遗尿，小便不利，耳聋，耳鸣，咽喉肿痛、目赤肿痛，颊肿，耳后，肩臂肘部外侧疼痛等症。

📝 主治概要

1. 头面五官病：头、目、耳、颊、咽喉病等。

2. 热病。

3. 经脉循行部位的其他病症：胸胁痛、肩臂外侧痛、上肢挛急、麻木、不遂等。

⚙️ 保养时间和方法

亥时（21∶00～23∶00）对应三焦经，三焦经最旺，三焦是六腑中最大的腑，有主持诸气、疏通水道的作用。亥时三焦通百脉。人如果亥时在睡眠中，百脉可休养生息，对身体十分有益。

入睡前轻轻拍打三焦经循行路线，拍打 3～5 分钟即可，注意拍打力度。若不想此时睡觉，可听音乐、看书、看电视、练瑜伽，但最好不要超过亥时睡觉。

关冲 手上的祛火点

关，关卡；冲，冲要。穴在无名指端，经气由此涌出，沿经上行。

【定　　位】位于第4指末节尺侧，指甲根角侧上方0.1寸（指寸）。

【功效主治】泻热开窍，清利喉舌。主治头痛、目赤、耳鸣、耳聋、喉痹、舌强、热病、中暑。

【快速取穴】沿手无名指指甲底部与侧缘引线的交点处即是。

【保健按摩】用拇指指尖掐按关冲穴，每次1～3分钟，使穴位能够感到微微酸痛。可治疗头痛、目赤。

液门 人体最神奇的消炎穴

液，水液；门，门户。此为本经荥穴，属水，有通调水道之功，犹如水气出入之门户。

【定　　位】位于手背，当第4、第5指间，指蹼缘后方赤白肉际处。

【功效主治】清头目，利三焦，通络止痛。主治头痛、目赤、耳鸣、耳聋、喉痹、疟疾、手臂痛。

【快速取穴】抬臂俯掌，手背部第4、第5指指缝间掌指关节前可触及一凹陷处即是。

【保健按摩】每晚睡前按揉液门穴3～5分钟，可缓解头痛、目眩、龋齿等病症。

中渚 治头晕眼花的奇效穴

中，中间；渚，水中小块陆地。穴在五输流注穴之中间，经气如水循渚而行。

【定　　位】位于手背，第4、第5掌骨间，第4掌指关节近端凹陷中。

【功效主治】清热疏风，舒筋活络。主治头痛、目赤、耳鸣、耳聋、喉痹、热病、疟疾、肩背肘臂酸痛、手指不能屈伸。

【快速取穴】抬臂俯掌，手背部第4、第5指指缝间掌指关节后可触及一凹陷处即是。

【保健按摩】每次按摩左右中渚穴各1～3分钟，可治疗肢体关节肿痛之症。

手太阴肺经
手阳明大肠经
足阳明胃经
足太阴脾经
手少阴心经
手太阳小肠经
足太阳膀胱经
足少阴肾经
手厥阴心包经
手少阳三焦经
足少阳胆经
足厥阴肝经
督脉
任脉
奇穴

阳池 手足冰冷的克星

阳，阴阳之阳；池，池塘。穴在腕背凹陷中，经气至此如水入池塘。

【定　　位】位于腕后区，腕背侧远端横纹上，指伸肌腱的尺侧缘凹陷中。

【功效主治】清热通络，通调三焦。主治目赤肿痛、耳聋、喉痹、消渴、口干、腕痛、肩臂痛。

【快速取穴】抬臂垂腕，背面，由第4掌骨向上推至腕关节横纹，可触及凹陷处即是。

【保健按摩】用拇指或中指指腹按摩阳池穴，可改善女性在经期、孕期和产褥期出现的手脚冰凉状况。

外关 瞬间恢复听力的"聪耳神穴"

外，内外之外；关，关隘。穴在前臂外侧要处，犹如关隘。

【定　　位】位于前臂后区，腕背侧远端横纹上2寸，尺骨与桡骨间隙中点。

【功效主治】清热解毒，解痉止痛，通经活络。主治热病、头痛、目赤肿痛、耳鸣、耳聋、瘰疬、胁肋痛、上肢痿痹不遂。

【快速取穴】抬臂俯掌，掌腕背横纹中点直上3横指，前臂两骨头之间的凹陷处即是。

【保健按摩】用拇指指腹按、揉、搓两侧外关穴，每次3~5分钟，点按时力度不可过重，可治疗头痛、伤风感冒等症。

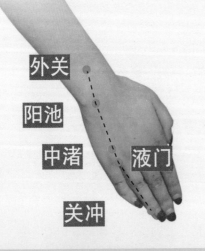

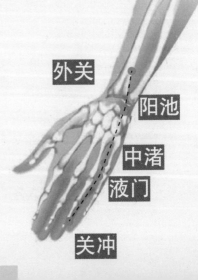

支沟　便秘宿便者的救星

支，通"肢"，在此指上肢；沟，沟渠。穴在上肢尺骨与桡骨间沟中。

【定　　位】位于前臂后区，腕背侧远端横纹上 3 寸，尺骨与桡骨间隙中点。

【功效主治】清热理气，降逆通便。主治耳聋、耳鸣、暴喑、胁肋痛、便秘、瘰疬、热病。

【快速取穴】抬臂俯掌，掌腕背横纹中点直上 4 横指，前臂两骨头之间的凹陷处即是。

【保健按摩】用拇指指腹按住支沟穴，轻轻揉动，以酸胀感为宜，每侧 1 分钟，可治疗便秘。

会宗　预防耳聋耳鸣的要穴

会，会合；宗，集聚。此为三焦经郄穴，是经气会聚之处。

【定　　位】位于前臂外侧，腕背侧远端横纹上 3 寸，尺骨的桡侧缘。

【功效主治】清利三焦，安神定志，疏通经络。主治耳鸣、耳聋、上肢痹痛。

【快速取穴】抬臂俯掌，掌腕背横纹中点直上 4 横指，拇指侧按压有酸胀感处即是。

【保健按摩】用拇指用力按压会宗穴，每次 1 ~ 2 分钟，以感到酸胀为宜，每天 3 ~ 4 次，可治疗耳聋耳鸣。

三阳络　主治头面五官疾病

三阳，指手三阳经；络，联络。本穴联络手之三条阳经。

【定　　位】位于前臂外侧，腕背侧远端横纹上 4 寸，尺骨与桡骨间隙中点。

【功效主治】舒筋通络，开窍镇痛。主治耳聋、暴喑、齿痛、手臂痛。

【快速取穴】先找到支沟，直上 1 横指，前臂两骨头之间凹陷处即是。

【保健按摩】用拇指用力按压三阳络穴，每次 1 ~ 2 分钟，每天 3 ~ 4 次，可缓解龋齿牙痛。

手太阴肺经
手阳明大肠经
足阳明胃经
足太阴脾经
手少阴心经
手太阳小肠经
足太阳膀胱经
足少阴肾经
手厥阴心包经
手少阳三焦经
足少阳胆经
足厥阴肝经
督脉
任脉
奇穴

四渎 治疗咽喉肿痛有特效

四,四个;渎,河流。古称长江、黄河、淮河、济水为四渎。经气至此,渗灌更广,故喻称四渎。

【定　　位】位于前臂外侧,肘尖下5寸,尺骨与桡骨间隙中。

【功效主治】开窍聪耳,清利咽喉。主治耳聋、暴喑、齿痛、咽喉肿痛、手臂痛。

【快速取穴】先找到阳池,其与肘尖连线的中点上1横指处即是。

【保健按摩】常对四渎穴进行点按,每次1~3分钟,可以预防耳鸣、耳聋,对偏头痛、牙痛也有很好的调理作用。

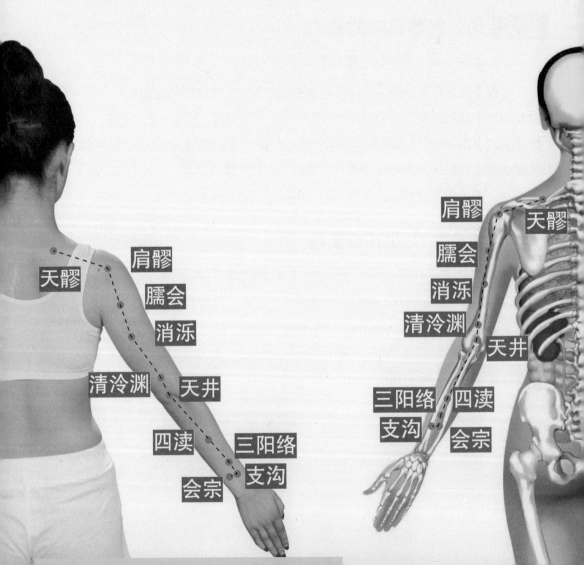

天井　睑腺炎的特效穴

天，天空；井，水井。喻上为天。穴在上肢鹰嘴窝，其陷如井。

【定　　位】位于肘后侧，肘尖上1寸凹陷中。

【功效主治】行气散结，安神通络。主治耳聋、癫痫、瘰疬、瘿气、偏头痛、胁肋痛、颈项肩臂痛。

【快速取穴】屈肘，肘尖直上1横指凹陷处即是。

【保健按摩】用一只手轻握另一只手肘下，弯曲中指以指尖垂直向上按摩天井穴，每天早晚各按1次，每次左右各1～3分钟。可治疗睑腺炎、淋巴结核。

清冷渊　心里烦躁的解忧药

清冷，清凉；渊，深水。本穴具有清三焦之热的作用，犹如入清凉深水之中。

【定　　位】位于臂后侧，肘尖与肩峰角连线上，肘尖上2寸。

【功效主治】清热泻火，通经止痛。主治头痛、目痛、胁痛、肩臂痛。

【快速取穴】屈肘，肘尖直上3横指凹陷处即是。

【保健按摩】用中指指腹按揉清冷渊穴1～3分钟，能缓解肩臂痛、偏头痛等。

消泺　清热活络治臂痛

消，消除；泺，小水、沼泽。本穴属三焦经，具有通调水道的作用。

【定　　位】位于臂后侧，肘尖与肩峰角连线上，肘尖上5寸。

【功效主治】清热安神，活络止痛。主治头痛、齿痛、项背痛。

【快速取穴】先取肩髎，其与肘尖连线上，肘尖上7横指处即是。

【保健按摩】四指并拢向消泺穴施加压力，一压一松，持续3～5分钟为宜，可治疗肩臂痛、肩周炎等。

手太阴肺经　手阳明大肠经　足阳明胃经　足太阴脾经　手少阴心经　手太阳小肠经　足太阳膀胱经　足少阴肾经　手厥阴心包经　手少阳三焦经　足少阳胆经　足厥阴肝经　督脉　任脉　奇穴

臑会 胸闷气短的克星

臑，上臂肌肉隆起处；会，交会。穴在上臂肌肉隆起处，为三焦经和阳维脉之交会处。

【定　位】位于臂后侧，平腋后纹头，三角肌的后下缘。

【功效主治】化痰散结，疏通经络。主治瘰疬、瘿气、上肢痹痛。

【快速取穴】先取肩髎，其与肘尖连线上，肩髎下4横指处即是。

【保健按摩】经常揉捏臑会穴，每次1～3分钟，能缓解臂痛、上肢麻痹、目疾、肩胛肿痛等。

肩髎 肩周炎特效穴

肩，肩部；髎，骨隙。穴在肩部骨隙中。

【定　位】位于肩部，肩峰角与肱骨大结节两骨间凹陷中。

【功效主治】祛风湿，通经络。主治臂痛、肩痛不举。

【快速取穴】外展上臂，肩膀后下方凹陷处即是。

【保健按摩】用拇指、食指和中指揉捏肩髎穴3～5分钟，每天早晚各1次。可缓解臂痛不能举、胁肋疼痛等症状。

天髎 胸中烦满要穴

天，天空；髎，骨隙。上为天。穴在肩胛冈上方之骨隙中。

【定　位】位于肩胛骨上角处，肩井与曲垣之间的中点，横平第1胸椎棘突。

【功效主治】祛风除湿，通经止痛。主治肩臂痛、颈项强痛。

【快速取穴】肩胛骨上角，其上方的凹陷处即是。

【保健按摩】常用大拇指做旋转按摩天髎穴，可治疗肩膀酸痛、僵硬。

天牖　治头晕耳鸣有奇效

天，天空；牖，窗。上为天，穴在侧颈部上方，本穴能开上窍，故喻为天窗。

【定　　位】位于项后，横平下颌角，胸锁乳突肌的后缘凹陷中。

【功效主治】清脑明目，通经活络。主治头痛、头眩、项强、目视不明、暴聋、鼻衄、喉痹、瘰疬、肩背痛。

【快速取穴】乳突后方直下平下颌角的凹陷处即是。

【保健按摩】常用中指指腹轻轻按摩天牖穴，每次 3 ~ 5 分钟，对肩颈不适有良好的调理作用。

翳风　偏头疼的奇效穴

翳，遮蔽；风，风邪。穴当耳垂后方，为遮蔽风邪之处。

【定　　位】位于颈部，耳垂后方，乳突下端前方凹陷中。

【功效主治】聪耳通窍，散内泄热。主治耳鸣、耳聋、口眼㖞斜、面风、牙关紧闭、颊肿、瘰疬。

【快速取穴】头偏向一侧，将耳垂下压，所覆盖范围中的凹陷处即是。

【保健按摩】用拇指着力于翳风穴上，做轻柔缓和的环旋转动，可治疗头晕、头痛、耳鸣、耳聋、口眼㖞斜等。

瘈脉　小儿惊风的特效穴

瘈，瘈疭；脉，指络脉。穴在耳后络脉，有治瘈疭的作用。

【定　　位】位于头部，乳突中央，角孙至翳风沿耳轮弧形连线的上 2/3 与下 1/3 交点处。

【功效主治】息风止痉，活络通窍。主治头痛、耳鸣、耳聋、小儿惊风。

【快速取穴】沿翳风和角孙做耳轮连线，连线的上 2/3 与下 1/3 交点处即是。

【保健按摩】将食指和中指并拢轻轻贴于耳后根处，顺时针方向按摩瘈脉穴 1 ~ 3 分钟，每天早晚各 1 次，可治疗头痛、耳鸣、耳聋等症。

手太阴肺经

手阳明大肠经

足阳明胃经

足太阴脾经

手少阴心经

手太阳小肠经

足太阳膀胱经

足少阴肾经

手厥阴心包经

手少阳三焦经

足少阳胆经

足厥阴肝经

督脉

任脉

奇穴

颅息 治耳痛耳鸣要穴

颅，头颅；息，安宁。穴在头颅部，可安脑宁神。

【定　　位】位于头部，角孙至翳风沿耳轮弧形连线的上 1/3 与下 2/3 交点处。

【功效主治】通窍聪耳，泄热镇惊。主治头痛、耳鸣、耳痛、小儿惊风。

【快速取穴】先找到翳风和角孙，二者之间做耳轮连线，连线的上 1/3 与下 2/3 交点处即是。

【保健按摩】将食指和中指贴于耳后根处按摩 1 ~ 3 分钟，每日早晚各 1 次，可治头痛、耳鸣、耳聋等症。

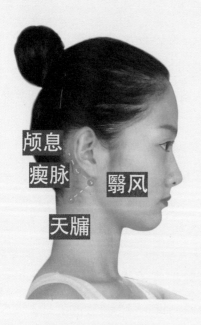

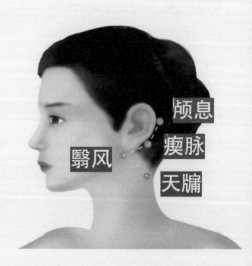

角孙　白内障特效穴

角，耳也、肾也；孙，孙络。穴在颞颥部，相当于耳上角对应处，而有孙络。

【定　位】位于侧头部，耳尖正对发际处。

【功效主治】清热散风，消肿止痛。主治头痛、项强、痄腮、齿痛、目翳、目赤肿痛。

【快速取穴】在头部，将耳郭折叠向前，找到耳尖，耳尖直上入发际处即是。

【保健按摩】用拇指指腹按揉角孙穴，每次1～3分钟，对白内障、目生翳膜、齿龈肿痛等疾病疗效明显。

耳门　改善耳鸣要穴

耳，耳窍；门，门户。穴在耳前，犹如耳之门户。

【定　位】位于耳前，耳屏上切迹与下颌骨髁突之间的凹陷中。

【功效主治】开窍聪耳，泄热活络。主治耳鸣、耳聋、聤耳、齿痛、颈颌痛。

【快速取穴】耳屏上缘的前方，张口有凹陷处即是。

【保健按摩】每天早晚各按揉耳门穴1次，每次1～3分钟，可改善和治疗耳鸣、中耳炎、耳道炎、重听等耳部疾病。

耳和髎　头重病特效穴

耳，耳窍；和，调和；髎，骨隙。穴当耳前骨的前表陷隙中，可调耳和声。

【定　位】位于头部，鬓发后缘，耳郭根的前方，颞浅动脉的后缘。

【功效主治】祛风通络，消肿止痛。主治头痛、耳鸣、牙关紧闭、口㖞。

【快速取穴】在头侧部，鬓发后缘作垂直线，耳郭根部作水平线，二者交点处即是。

【保健按摩】常用中指指腹轻轻按摩耳和髎穴，每次3～5分钟，可预防面部痉挛，调理头重、中风后遗症等。

手太阴肺经　手阳明大肠经　足阳明胃经　足太阴脾经　手少阴心经　手太阳小肠经　足太阳膀胱经　足少阴肾经　手厥阴心包经　手少阳三焦经　足少阳胆经　足厥阴肝经　督脉　任脉　奇穴

丝竹空 头痛头晕特效穴

丝竹，即细竹；空，空隙。眉毛，状如细竹。穴在眉梢之凹陷处。

【定　　位】位于面部，当眉梢凹陷处。

【功效主治】清脑明目，散风止痛。主治癫痫、头痛、目眩、目赤肿痛、齿痛。

【快速取穴】在面部，眉毛外侧缘眉梢凹陷处。

【保健按摩】用拇指指腹持续按摩1分钟，感觉眼睛酸胀即可，能有效地缓解眼部疲劳。

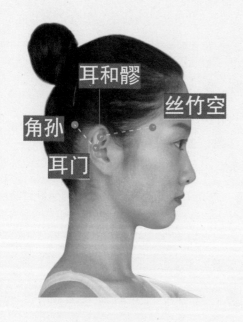

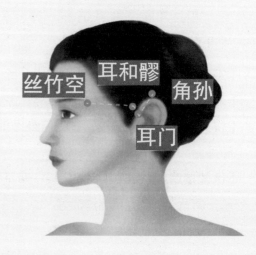

手太阴肺经

手阳明大肠经

足阳明胃经

足太阴脾经

手少阴心经

手太阳小肠经

足太阳膀胱经

足少阴肾经

手厥阴心包经

手少阳三焦经

足少阳胆经

足厥阴肝经

督脉

任脉

奇穴

＞第十一章

足少阳胆经：强身健体的"万金油"

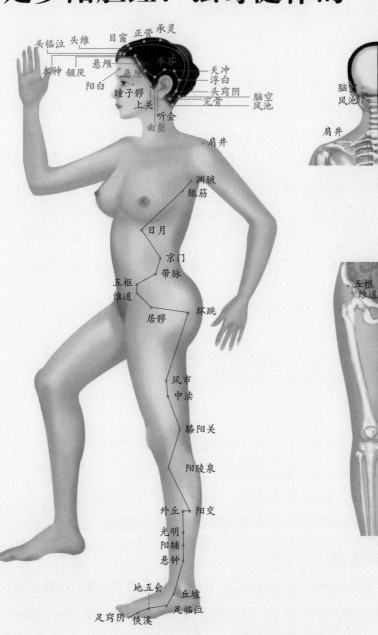

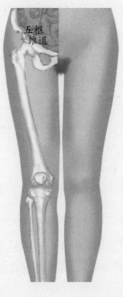

足少阳胆经

凡 44 穴

左右共 88 穴位

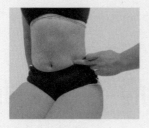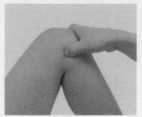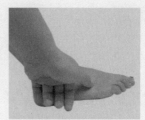

🔆 经脉循行

足少阳胆经，起于目外眦，上行额角部，下行至耳后，沿颈项部至肩上，下入缺盆。耳部分支，从耳后进入耳中，出走耳前到目外眦后方。外眦部支脉，从目外眦下走大迎，会合于手少阳经到达目眶下，行经颊车，由颈部下行，与前脉在缺盆部会合，再向下进入胸中，穿过横膈，络肝，属胆，再沿胁肋内下行至腹股沟动脉部，经过外阴部毛际横行入髋关节部。其直行经脉从缺盆下行，经腋部、侧胸部、胁肋部，再下行与前脉会合于髋关节部，再向下沿着大腿外侧、膝外缘下行经腓骨之前，至外踝前，沿足背部，止于第4趾外侧端。足背部分支，从足背上分出，沿第1、第2跖骨间，出于大趾端，穿过趾甲，出趾背毫毛部。

🔍 主要病候

口苦，目眩，疟疾，头痛，颌痛，目外眦痛，缺盆部肿痛，腋下肿，胸、胁、股及下肢外侧痛，足外侧痛，足外侧发热等症。

📋 主治概要

1. 头面五官病症：侧头、目、耳、咽喉病等。

2. 肝胆病：黄疸、口苦、胁痛等。

3. 热病、神志病：发热、癫狂等。

4. 经脉循环部位的其他病症：下肢痹痛、麻木、不遂等。

⚙️ 保养时间和方法

子时（23:00～1:00）对应胆经，安睡可以养元气，环境宜静，排除干扰。敲胆经的最佳时间为每天7～11点。敲胆经时手握空拳，沿着臀部及大腿外侧胆经的走行方向，由上到下逐渐敲打。

瞳子髎　治眼病、祛除鱼尾纹

瞳子，即瞳孔；髎，骨隙。穴在小眼角外方骨隙中，横对瞳孔。

【定　　位】位于面部，外眦外侧 0.5 寸凹陷中。

【功效主治】疏散风热，明目退翳。主治头痛、目赤肿痛、羞明流泪、白内障、目翳。

【快速取穴】正坐，目外眦旁，眼眶外侧缘处。

【保健按摩】经常用食指在眼尾处以轻揉提拉的方式按摩瞳子髎穴 15 次，就可以有效预防细纹生成。

听会　身体自带的耳鸣药

听，听觉；会，聚会。穴在耳前，功司耳闻，为耳部经气聚会之处。

【定　　位】位于面部，耳屏间切迹与下颌骨髁突之间的凹陷中。

【功效主治】开窍聪耳，活络安神。主治耳鸣、耳聋、聤耳、齿痛、口眼㖞斜。

【快速取穴】正坐，耳屏下缘前方，张口有凹陷处即是。或先取下关，向上推至颧弓上缘的凹陷中即是。

【保健按摩】用双手的拇指按揉两侧听会穴，力量稍大，以感觉有些胀疼为度，每天 3 次，每次左右各 2 ~ 3 分钟。治耳鸣、耳聋、齿痛、口眼㖞斜、中耳炎等症。

上关　常按预防视力减退

上，上方；关，关界。关，指颧骨弓，穴当其上缘。

【定　　位】位于面部，颧弓上缘中央凹陷中。

【功效主治】祛风镇惊，聪耳利齿。主治耳鸣、耳聋、聤耳、齿痛、面痛、口眼㖞斜、口噤。

【快速取穴】正坐，耳屏往前量 2 横指，耳前颧骨弓上侧凹陷处即是。

【保健按摩】用中指指腹轻轻按揉上关穴，每次 1 ~ 3 分钟，可治疗耳鸣、耳聋、牙痛、口眼㖞斜等病。

颔厌 祛风镇惊治眩晕

颔，下颌；厌，顺从。穴在颞颥处，随咀嚼顺从下颌运动。

【定　　位】位于头部，从头维至曲鬓的弧形连线（其弧度与鬓发弧度相应）的上 1/4 与下 3/4 的交点处。

【功效主治】清热散风，通络止痛。主治偏头痛、眩晕、惊痫、耳鸣、目外眦痛、齿痛。

【快速取穴】先找到头维和曲鬓，两穴连线的上 1/4 处即是。

【保健按摩】以中指指腹或指节向下按压 10 秒后松手，如此反复 5 次，并做圈状按摩，可治疗五官科疾病。

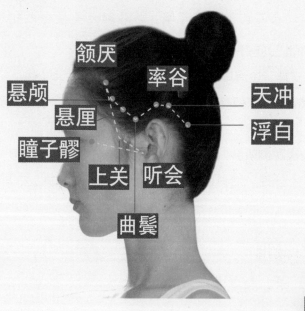

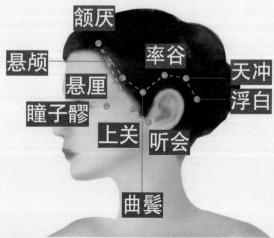

悬颅　偏头痛的奇效穴

悬，悬挂；颅，头颅。穴在颞颥部，如悬挂在头颅之两侧。

【定　位】位于头部，头维至曲鬓的弧形连线（其弧度与鬓发弧度相应）的中点处。

【功效主治】祛风明目，清热消肿。主治偏头痛、目赤肿痛、齿痛。

【快速取穴】先找到头维和曲鬓，两穴连线的中点处即是。

【保健按摩】用大拇指指腹由下往上揉按悬颅穴，有酸、胀、痛的感觉为宜，治偏头痛。

悬厘　偏头痛的终结者

悬，悬垂；厘，同"毛"，指头发。穴在颞颥部，位于悬垂的长发之中。

【定　位】位于头部，从头维至曲鬓的弧形连线（其弧度与鬓发弧度相应）的上 3/4 与下 1/4 的交点处。

【功效主治】祛风镇惊。主治偏头痛、目赤肿痛、耳鸣。

【快速取穴】先找到头维和曲鬓，两穴连线的下 1/4 处即是。

【保健按摩】头晕目眩时，用食指和中指轻轻按揉悬厘穴，不适很快就能缓解；重按悬厘，可治疗偏头痛。

曲鬓　口噤不开奇效穴

曲，弯曲；鬓，鬓发。穴在耳上鬓发边际的弯曲处。

【定　位】位于头部，鬓角发际后缘与耳尖水平线的交点处。

【功效主治】祛头风，利口颊。主治头痛连齿、颊颌肿、口噤。

【快速取穴】在耳前鬓角发际后缘作垂直线，与耳尖水平线相交处即是。

【保健按摩】用中指指腹垂直按揉曲鬓穴，每次 1 ~ 3 分钟，可治疗头痛、牙痛、颊肿等症。

手太阴肺经

手阳明大肠经

足阳明胃经

足太阴脾经

手少阴心经

手太阳小肠经

足太阳膀胱经

足少阴肾经

手厥阴心包经

手少阳三焦经

足少阳胆经

足厥阴肝经

督脉

任脉

奇穴

率谷 偏头疼的克星

率，统率；谷，山谷。穴在耳上，为以"谷"命名诸穴的最高者，如诸谷的统帅。

【定　　位】位于头部，耳尖直上入发际 1.5 寸。

【功效主治】清热息风，通经活络。主治头痛、眩晕、小儿惊风。

【快速取穴】先找到角孙穴，直上 2 横指处即是。

【保健按摩】用两手中指指腹按压在率谷穴上，按 10～15 分钟，以患者头痛有明显减轻为度，可治疗偏头痛。

天冲 牙龈肿痛特效穴

天，天空；冲，冲出。天，指头部，穴在其两侧，胆经气血在本穴冲向巅顶。

【定　　位】位于头部，耳根后缘直上，入发际 2 寸。

【功效主治】祛风定惊，清热消肿。主治头痛、癫痫、齿龈肿痛。

【快速取穴】耳根后缘，直上入发际 3 横指处即是。

【保健按摩】用食指指尖垂直向下按揉，有酸胀感为宜，可治疗头痛、牙龈肿痛。

浮白 治疗白发的特效穴

浮，浮浅；白，光明。穴位于体表浮浅部位，有清脑明目之功。

【定　　位】位于头部，耳后乳突的后上方，天冲与完骨弧形连线（其弧度与鬓发弧度相应）的上 1/3 与下 2/3 交点处。

【功效主治】散风止痛，理气散结。主治头痛、耳鸣、耳聋、齿痛、瘿气。

【快速取穴】先找到天冲和完骨，二者弧形连线上 1/3 处即是。

【保健按摩】用中指指腹按揉浮白穴，以有酸胀感为度，可治疗白发。

头窍阴　平肝镇痛治耳病

头，头部；窍，空窍；阴，阴阳之阴。肝肾属阴，开窍于耳目。穴在头部，可治疗耳目之疾。

【定　　位】位于头部，耳后乳突的后上方，从天冲至完骨的弧形连线（其弧度与耳郭弧度相应）的上 2/3 与下 1/3 交点处。

【功效主治】清热散风，通关开窍。主治头痛、眩晕、耳鸣、耳聋。

【快速取穴】先找到天冲和完骨，二者弧形连线下 1/3 处即是。

【保健按摩】用大拇指指腹由下往上按揉头窍阴穴 1 ~ 3 分钟，可改善和治疗耳鸣、耳聋等耳部疾病。

完骨　治疗落枕的特效穴

完骨，即颞骨乳突。穴在耳后颞骨乳突下缘。

【定　　位】位于头部，耳后乳突的后下方凹陷中。

【功效主治】祛风清热，止痛明目。主治癫痫、头痛、颈项强痛、喉痹、颊肿、齿痛、口蜗。

【快速取穴】耳后明显凸起，其下方凹陷处即是。

【保健按摩】落枕时，用两手拇指端放在完骨穴上，其余手指轻轻地放在枕部的两侧。用力按压 5 秒，感到酸胀为佳，重复 5 次。

本神　延缓老年痴呆

本，根本；神，神志。穴在前发际神庭旁。内为脑之所在；脑为元神之府，主神志，为人之根本。

【定　　位】位于头部，前发际上 0.5 寸，头正中线旁开 3 寸。

【功效主治】祛风定惊，安神止痛。主治癫痫、小儿惊风、中风、头痛、目眩。

【快速取穴】正坐，从外眼角直上入发际半横指，按压有酸痛感处即是。

【保健按摩】每天早晚各按摩本神穴 1 次，每次 1 ~ 3 分钟，可有效治疗头痛、目眩等疾病。

阳白　能使皮肤变白皙

　　阳，阴阳之阳；白，光明。头为阳，穴在头面部，有明目之功。

【定　　位】位于头部，眉上1寸，瞳孔直上。

【功效主治】疏风清热，清脑明目。主治前头痛、眼睑下垂、口眼㖞斜、目赤肿痛、视物模糊。

【快速取穴】正坐，眼向前平视，自眉中直上1横指处即是。

【保健按摩】将中指指腹置于阳白穴上，垂直按揉1～3分钟，力度由轻入重，能有效治疗眼疾。

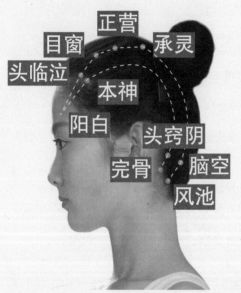

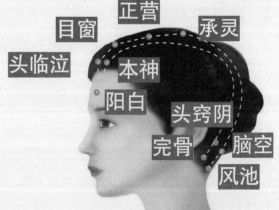

头临泣　安神定志治头痛

头，头部；临，调治；泣，流泪。穴在头部，可调治迎风流泪等病。

【定　位】位于头部，前发际上 0.5 寸，瞳孔直上。

【功效主治】明目，祛风，清神。主治头痛、目痛、目眩、流泪、目翳、鼻塞、鼻渊、小儿惊痫。

【快速取穴】正坐，眼向前平视，自眉中直上半横指处即是。

【保健按摩】用大拇指指腹由下往上按揉头临泣穴 1 ~ 3 分钟，可改善和治疗头痛、目痛、鼻塞、鼻窦炎等疾病。

目窗　远视近视的奇效穴

目，眼睛；窗，窗户。穴在眼的上方，善治眼疾，犹如眼目之窗。

【定　位】位于头部，前发际上 1.5 寸，瞳孔直上。

【功效主治】明目开窍，祛风定惊。主治头痛、目痛、目眩、远视、近视、小儿惊痫。

【快速取穴】正坐，眼向前平视，自眉中直上，前发际直上 2 横指处即是。

【保健按摩】将拇指弯曲，以指甲垂直下压掐按目窗穴，每天早晚各 1 次，每次 1 ~ 3 分钟，可有效治疗目痛、目眩、近视、远视等眼疾。

正营　疏风止痛治头晕

正，正当；营，同"荣"。正营，惶恐不安的意思。本穴主治惶恐不安等神志病。

【定　位】位于头部，前发际上 2.5 寸，瞳孔直上。

【功效主治】祛风消肿，清脑明目。主治头痛、头晕、目眩、唇吻强急、齿痛。

【快速取穴】取前发际到百会的中点作一水平线，再找到目窗作一垂直线，两线交点处即是。

【保健按摩】用大拇指指腹由下往上按揉正营穴，每天早晚各 1 次，每次 1 ~ 3 分钟，可有效治疗头痛、头晕。

手太阴肺经 / 手阳明大肠经 / 足阳明胃经 / 足太阴脾经 / 手少阴心经 / 手太阳小肠经 / 足太阳膀胱经 / 足少阴肾经 / 手厥阴心包经 / 手少阳三焦经 / 足少阳胆经 / 足厥阴肝经 / 督脉 / 任脉 / 奇穴

承灵 通利官窍治鼻病

承，承受；灵，神灵。脑主神灵，故脑上顶骨又称天灵骨，穴就在其外下方。

【定　　位】位于头部，前发际上4寸，瞳孔直上。

【功效主治】通利官窍，散风清热。主治头痛、头晕、目眩。

【快速取穴】先找到百会，向前1横指作一水平线，再找到目窗作一垂直线，两线交点处即是。

【保健按摩】常用双手中指指腹同时按压承灵穴，每次1～3分钟，对面部痉挛有良好的调理作用。

脑空 降浊升清治惊悸

脑，脑髓；空，空窍。穴在枕骨外侧，内通脑窍，主治脑病。

【定　　位】位于头部，横平枕外隆凸的上缘，风池直上。

【功效主治】醒脑通窍，活络散风。主治热病、头痛、颈项强痛、目眩、目赤肿痛、鼻痛、耳聋、惊悸、癫痫。

【快速取穴】在后脑勺摸到隆起的最高骨，上缘外约3横指凹陷处即是。

【保健按摩】用双手拇指螺纹面分别按揉两侧脑空穴半分钟，以酸胀为宜，可防治头痛、目眩、颈项强痛等病症。

风池 提神醒脑治风病

风，风邪；池，池塘。穴在枕骨下，局部凹陷如池，乃祛风之要穴。

【定　　位】位于项后，枕骨之下，胸锁乳突肌上端与斜方肌上端之间的凹陷中。

【功效主治】平肝息风，祛风解毒。主治中风、癫痫、头痛、眩晕、耳鸣、耳聋、感冒、鼻塞、衄血、目赤肿痛、口眼㖞斜、颈项强痛。

【快速取穴】正坐，后头骨下两条大筋外缘陷窝中，与耳垂齐平处即是。

【保健按摩】用双手拇指持续往上点按风池穴，每次1～3分钟，可治疗鼻炎、耳鸣、咽痛等。

肩井　颈肩酸痛的救星

肩，肩部；井，水井。穴在肩上，局部四陷如井。

【定　位】位于肩胛区，第7颈椎棘突与肩峰最外侧点连线的中点。

【功效主治】祛风清热，活络消肿。主治颈项强痛、肩背疼痛、上肢不遂、滞产、乳痈、乳汁不下、乳癖、瘰疬。

【快速取穴】先找到大椎，再找到锁骨肩峰端，二者连线中点即是。

【保健按摩】用双手拇指按摩肩井穴，可缓解落枕和肩酸背痛等症；拿捏肩井穴，可发汗解表治感冒。

渊腋　心绞痛发作的自救穴

渊，深潭；腋，腋部。穴在腋下。

【定　位】位于胸外侧，第4肋间隙中，在腋中线上。

【功效主治】通经活络，开胸行气。主治胸满、胁痛、上肢痹痛、腋下肿。

【快速取穴】正坐举臂，从腋横纹水平沿腋中线直下4横指处即是。

【保健按摩】用食指或中指点按渊腋穴，每次3~5分钟，对治疗腋下汗多特别有效。

辄筋　胸闷喘息的有效穴

辄，车耳，马车的护轮板；筋，筋肉。两侧肋肋肌肉隆起，形如车耳，穴在其处。

【定　位】位于胸外侧，第4肋间隙中，腋中线前1寸。

【功效主治】降逆平喘，理气止痛。主治胸满、气喘、呕吐、吞酸、胁痛、腋肿、肩背痛。

【快速取穴】正坐举臂，从渊腋向前下量1横指处即是。

【保健按摩】用手指指腹或指节向下按压辄筋穴，每次1~3分钟，可有效治疗气喘、胸胁痛、呕吐等疾病。

手太阴肺经　手阳明大肠经　足阳明胃经　足太阴脾经　手少阴心经　手太阳小肠经　足太阳膀胱经　足少阴肾经　手厥阴心包经　手少阳三焦经　足少阳胆经　足厥阴肝经　督脉　任脉　奇穴

日月　胆部疾病疗效好

日，太阳；月，月亮。日为阳，指胆；月为阴，指肝。此为治肝胆疾病的要穴。

【定　　位】位于胸部，第7肋间隙，前正中线旁开4寸。

【功效主治】疏肝理气，降逆止呕。主治黄疸、胁肋疼痛、呕吐、吞酸、呃逆。

【快速取穴】正坐或仰卧，自乳头垂直向下推3个肋间隙，按压有酸胀感处即是。

【保健按摩】用拇指螺纹面按压日月穴，其余4指放在肋骨上，顺时针方向按揉2分钟，可治疗胆囊炎、胆结石、胆绞痛等。

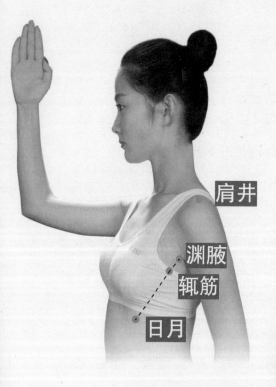

肩井

渊腋
辄筋

日月

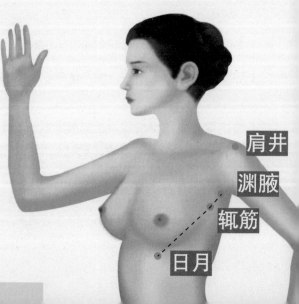

肩井

渊腋

辄筋

日月

京门 强身壮腰治肾炎

京，同"原"字；门，门户。此为肾之募穴。穴之所在为肾气出入的门户。

【定　位】位于上腹部，第 12 肋骨游离端下际。

【功效主治】健脾通淋，温阳益肾。主治小便不利、水肿、腹胀、肠鸣、腹泻、腰痛、胁痛。

【快速取穴】先找到章门穴，其后 2 横指处即是。

【保健按摩】用拇指指腹按揉京门穴 1 ~ 3 分钟，对腹胀、腹泻、肠鸣等胃肠疾病有良好疗效。

带脉 调经止带能瘦腰

带，腰带；脉，经脉。穴属胆经，交会在带脉之上。

【定　位】位于侧腹部，第 11 肋骨游离端垂线与脐水平线的交点上。

【功效主治】健脾利湿，调经止带。主治月经不调、闭经、赤白带下、疝气、腰痛、胁痛。

【快速取穴】腋中线与肚脐水平线相交处即是。

【保健按摩】每天晚上睡觉前，沿着带脉横向敲击 30 ~ 50 圈，重点在带脉穴上敲击 50 ~ 100 下，对于恢复带脉穴的约束能力、减除腰腹部的脂肪有很好疗效。

五枢 妇科疾病的克星

五，五个；枢，枢纽。五为中数，少阳主枢，意指穴在人身体中部的枢要之处。

【定　位】位于下腹部，横平脐下 3 寸，髂前上棘内侧。

【功效主治】调经固带，理气止痛。主治赤白带下、月经不调、阴挺、疝气、腰痛、胯痛、少腹痛。

【快速取穴】从肚脐向下 4 横指处作水平线，与髂前上棘相交处即是。

【保健按摩】以手指指腹或指节向下按压五枢穴，并做圈状按摩，可治疗痛经、带下、月经不调等妇科病。

手太阴肺经 手阳明大肠经 足阳明胃经 足太阴脾经 手少阴心经 手太阳小肠经 足太阳膀胱经 足少阴肾经 手厥阴心包经 手少阳三焦经 足少阳胆经 足厥阴肝经 督脉 任脉 奇穴

维道 妇科疾病要穴

维，维系；道，通道。本穴为胆经与带脉之会，带脉维系诸经。

【定　　位】位于下腹部，髂前上棘内下 0.5 寸。

【功效主治】调带脉，理下焦。主治阴挺、赤白带下、月经不调、疝气、腰痛、胯痛、少腹痛。

【快速取穴】先找到五枢，其前下半横指处即是。

【保健按摩】用两手拇指自上向下摩动维道穴，每次左右各 1 ~ 3 分钟，以减轻腰背疼痛、腰肌劳损、下肢瘫痪、膝关节炎等慢性病带来的不适。

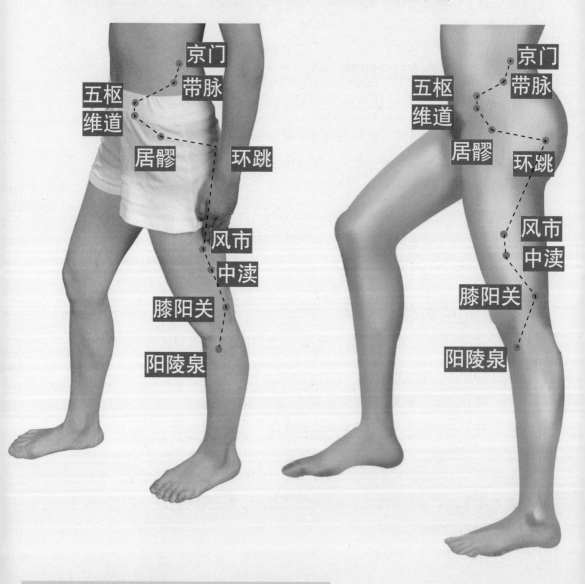

居髎　治腰腿痹痛要穴

居，居处；髎，近骨之凹陷处。穴居髋骨上凹陷处。

【定　　位】位于臀区，髂前上棘与股骨大转子最凸点连线的中点处。

【功效主治】舒筋活络，益肾强腰。主治腰腿痹痛、瘫痪、疝气、少腹痛。

【快速取穴】髂前上棘是侧腹隆起的骨性标志，股骨大转子是髋部最隆起处，二者连线中点即是。

【保健按摩】用两手拇指自上向下摩动居髎穴，每次左右各 1 ~ 3 分钟，可治腰腿痹痛、瘫痪等症。

环跳　下肢不适者找它

环，环曲；跳，跳跃。穴在髀枢中，髀枢为环曲跳跃的枢纽。

【定　　位】位于臀区，股骨大转子最凸点与骶管裂孔连线上的外 1/3 与内 2/3 交点处。

【功效主治】祛风化湿，强健腰膝。主治腰胯疼痛、下肢痿痹、半身不遂、风疹。

【快速取穴】侧卧上腿弯曲，拇指横纹按在股骨大转头上，拇指指向脊柱，指尖所在凹陷处即是。

【保健按摩】常用拇指指端用力按揉环跳穴，每次 1 ~ 3 分钟，可防治下肢痿痹、膝关节痛等下肢疾病。

风市　半身不遂必选要穴

风，风邪；市，集市。集市有集散之意，此为疏散风邪之要穴。

【定　　位】位于大腿外侧中线上，当臀下横纹与腘横纹之间中点处。

【功效主治】祛风湿，通经络，止痹痛。主治中风半身不遂、下肢痿痹、下肢麻木、遍身瘙痒、脚气。

【快速取穴】直立垂手，手掌并拢伸直，中指指尖处即是。

【保健按摩】以中指指腹垂直下压风市穴，以有酸、胀、麻感为宜，每次左右各按 3 ~ 5 分钟，先左后右，可治疗中风、半身不遂、下肢麻痹等症。

手太阴肺经　手阳明大肠经　足阳明胃经　足太阴脾经　手少阴心经　手太阳小肠经　足太阳膀胱经　足少阴肾经　手厥阴心包经　手少阳三焦经　足少阳胆经　足厥阴肝经　督脉　任脉　奇穴

中渎 通经祛寒治麻木

中，中间；渎，小的沟渠。穴在股外侧两筋之间，如在沟渎之中。

【定　位】位于股部，腘横纹上 5 寸，髂胫束后缘。

【功效主治】通经活络，祛寒止痛。主治下肢痿痹、半身不遂。

【快速取穴】先找到风市，直下量 3 横指处即是。

【保健按摩】胆囊有问题的人，按中渎穴很疼，每天坚持敲打，就可缓解胆结石、胆囊炎、胆绞痛的症状。

膝阳关 膝关节疼痛要穴

膝，膝部；阳，阴阳之阳；关，机关。外为阳。穴在膝关节外侧。

【定　位】位于膝部，股骨外上髁后上缘，股二头肌腱与髂胫束之间的凹陷中。

【功效主治】通利关节，疏通筋脉。主治膝腘肿痛、挛急、小腿麻木。

【快速取穴】屈膝 90°，膝上外侧有一高骨，其上方有一凹陷处即是。或阳陵泉直上 4 横指处。

【保健按摩】常用中指指腹按揉膝阳关穴 3 ~ 5 分钟，有胀痛的感觉，可改善和治疗膝关节肿痛、挛急及小腿麻木等下肢疾病。

阳陵泉 强健腰膝治脚气

阳，膝外侧属阳；陵，丘陵；泉，水泉。外为阳，膝外侧腓骨小头隆起如陵，穴在其下陷中，犹如水泉。

【定　位】位于小腿外侧，腓骨头前下方凹陷中。

【功效主治】活血通络，疏调经脉。主治黄疸、胁痛、口苦、呕吐、吞酸、膝肿痛、下肢痿痹、麻木、小儿惊风。

【快速取穴】屈膝 90°，膝关节外下方，腓骨小头前下方凹陷处即是。

【保健按摩】腿脚发麻时用拇指指尖刺激腿上的阳陵泉穴，可以迅速缓解症状。

阳交　胸肋胀满疼痛要穴

阳，阴阳之阳；交，交会。外为阳，穴在小腿外侧，与膀胱经交会。

【定　位】位于小腿外侧，外踝尖上 7 寸，腓骨后缘。

【功效主治】祛风利节，宁神定志。主治惊狂、癫痫、瘈疭、胸胁满痛、下肢痿痹。

【快速取穴】腘横纹头与外踝尖连线上，中点向下 1 横指，腓骨后缘处即是。

【保健按摩】用拇指指腹按揉阳交穴，每次 1～3 分钟，可治疗突发头痛、乳腺痛、坐骨神经痛等症。

外丘　疏肝理气治颈痛

外，内外之外；丘，丘陵。穴在外踝上方，局部肌肉隆起如丘。

【定　位】位于小腿外侧，外踝尖上 7 寸，腓骨前缘。

【功效主治】祛风活络，疏肝理气。主治颈项强痛、胸胁痛、疯犬伤毒不出、下肢痿痹、癫疾、小儿龟胸。

【快速取穴】腘横纹头与外踝尖连线中点向下 1 横指，腓骨前缘处即是。

【保健按摩】常按摩外丘穴可缓解治疗坐骨神经痛等症。双手拇指分别置于两侧外丘穴处，先掐揉 2 分钟，再点按半分钟，以局部有酸胀感为适。

光明　常按防治老花眼

光明，即明亮的意思。为胆经络穴，主治眼病，使之重见光明。

【定　位】位于小腿外侧，当外踝尖上 5 寸，腓骨前缘。

【功效主治】疏风清热，舒筋活络。主治目痛、夜盲、近视、目翳、乳胀、乳少、下肢痿痹。

【快速取穴】先找到外丘，沿腓骨前缘向下 3 横指处即是。

【保健按摩】用中指指腹点揉光明穴 1～3 分钟，以有酸胀感为佳，每日早晚各揉按 1 次，可防治老花眼。

手太阴肺经 手阳明大肠经 足阳明胃经 足太阴脾经 手少阴心经 手太阳小肠经 足太阳膀胱经 足少阴肾经 手厥阴心包经 手少阳三焦经 足少阳胆经 足厥阴肝经 督脉 任脉 奇穴

阳辅 腰下肢疼痛的止痛穴

阳，阴阳之阳；辅，辅助。外为阳，辅，指辅骨，即腓骨。穴在小腿外侧腓骨前。

【定 位】位于小腿外侧，当外踝尖上4寸，腓骨前缘稍前方。

【功效主治】祛风湿，利筋骨，泻胆火。主治偏头痛、目外眦痛、咽喉肿痛、腋下肿痛、胸胁满痛、瘰疬、下肢痿痹。

【快速取穴】外踝尖上5横指，腓骨前缘处即是。

【保健按摩】用拇指指腹按揉阳辅穴，每次左右各1~3分钟，先左后右，可防治高血压。

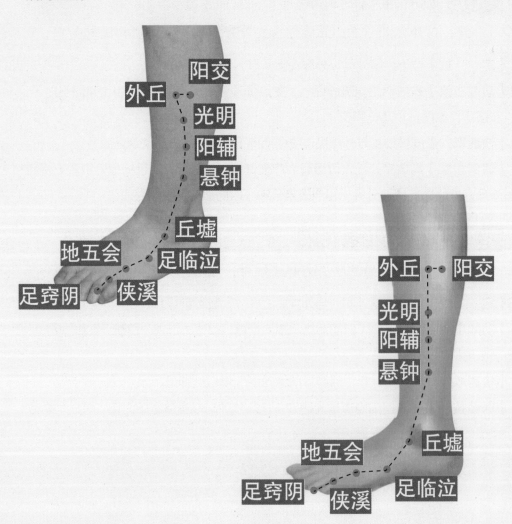

悬钟　清热生气治痴呆

悬，悬挂；钟，钟铃。穴当外踝上，是古时小儿悬挂脚铃处。

【定　位】位于小腿外侧，当外踝尖上3寸，腓骨前缘。

【功效主治】泄胆火，清髓热，舒筋脉。主治痴呆、中风、颈项强痛、胸胁满痛、下肢痿痹。

【快速取穴】外踝尖直上4横指处，腓骨前缘处即是。

【保健按摩】用中指或拇指指腹向下按压悬钟穴，并做圈状按摩，可治疗坐骨神经痛。

丘墟　人体自带的消炎穴

丘，小土堆；墟，大土堆。本穴在外踝（如墟）与跟骨滑车突（如丘）之间。

【定　位】位于外踝的前下方，当趾长伸肌腱的外侧凹陷处。

【功效主治】疏肝利胆，消肿止痛，通经活络。主治目赤肿痛、目翳、颈项痛、腋下肿、胸胁痛、外踝肿痛、足内翻、足下垂。

【快速取穴】脚掌用力背伸，足背可见明显趾长伸肌腱，其外侧、足外踝前下方凹陷处即是。

【保健按摩】用拇指指腹按压丘墟穴，每天早上按揉200次。对目赤肿痛、颈项痛、胸胁痛等疾病有良好的治疗效果。

足临泣　祛风泻火清头目

足，足部；临，调治；泣，流泪。穴在足部，可调治迎风流泪等眼疾。

【定　位】位于足背，第4、第5跖骨底结合部的前方，第5趾长伸肌腱外侧凹陷中。

【功效主治】疏肝解郁，息风泻火。主治偏头痛、目赤肿痛、胁肋疼痛、足跗疼痛、月经不调、乳痈、瘰疬。

【快速取穴】坐位，小趾向上翘起，小趾长伸肌腱外侧凹陷中，按压有酸胀感处。

【保健按摩】用拇指指腹按揉足临泣穴，可治疗偏头痛、目赤肿痛等。

手太阴肺经　手阳明大肠经　足阳明胃经　足太阴脾经　手少阴心经　手太阳小肠经　足太阳膀胱经　足少阴肾经　手厥阴心包经　手少阳三焦经　足少阳胆经　足厥阴肝经　督脉　任脉　奇穴

地五会　清热解毒治乳腺炎

地，土地；五，五个；会，会合。地在下，指足部。足部胆经穴有五，本穴居其中。

【定　　位】位于足背，第4、第5跖骨间，第4跖趾关节近端凹陷中。

【功效主治】舒肝消肿，通经活络。主治头痛、目赤肿痛、胁痛、足跗肿痛、耳鸣、耳聋、乳痈。

【快速取穴】小趾向上翘起，小趾长伸肌腱内侧缘处。

【保健按摩】常用拇指指腹按揉地五会穴，对足趾麻木等不适有很好的调理作用。

侠溪　祛风止痛治耳聋

侠，通"夹"字；溪，沟溪。穴在第4、第5趾的夹缝间，局部犹如沟溪。

【定　　位】位于足背第4、5趾间，趾蹼缘后方赤白肉际处。

【功效主治】祛风止痛，活络聪耳。主治惊悸、头痛、眩晕、颊肿、耳鸣、耳聋、目赤肿痛、胁肋疼痛、膝股痛、足跗肿痛、乳痈、热病。

【快速取穴】坐位，在足背部第4、第5趾之间连接处的赤白肉际处即是。

【保健按摩】用拇指指腹点揉两侧侠溪穴，每天早晚各1次，每次3~5分钟，可治疗头痛、眩晕。

足窍阴　清热息风治多梦

足，足部；窍，孔窍；阴，阴阳之阴。肾肝属阴，开窍于耳目。穴在足部，治疗耳目之疾。

【定　　位】位于第4趾末节外侧，距趾甲角0.1寸。

【功效主治】泄热，利胁，通窍。主治头痛、目赤肿痛、耳鸣、耳聋、喉痹、胸胁痛、足跗肿痛。

【快速取穴】坐位，第4趾趾甲外侧缘与下缘各作一垂线，其交点处即是。

【保健按摩】用拇指指腹按揉足窍阴穴，每次1~3分钟，长期坚持按摩，可以缓解足跟痛、下肢麻木。

＞第十二章

>>>

足厥阴肝经：身怀绝技的治病高手

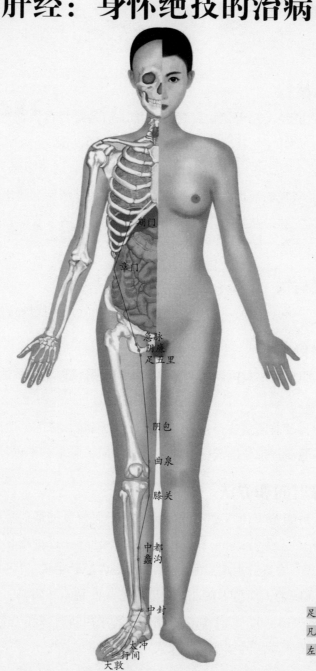

期门

章门

急脉
阴廉
足五里

阴包

曲泉

膝关

中都
蠡沟

中封

太冲
行间
大敦

足厥阴肝经

凡 14 穴

左右共 28 穴位

手阳明大肠经

足阳明胃经

足太阴脾经

手少阴心经

手太阳小肠经

足太阳膀胱经

足少阴肾经

手厥阴心包经

手少阳三焦经

足少阳胆经

足厥阴肝经

督脉

任脉

奇穴

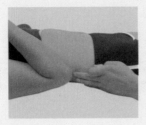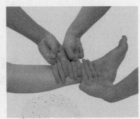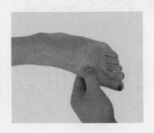

🔆 经脉循行

足厥阴肝经，起于足大趾背毫毛部，沿足背经内踝前上行，至内踝上8寸处交于足太阴经之后，上经腘窝内缘，沿大腿内侧，上入阴毛中，环绕阴器；再上行抵达小腹，夹胃，属于肝，络于胆；再上行通过膈肌，分布于胁肋部；继续上行经喉咙的后面，上入鼻咽部，连目系，从额部浅出，与督脉在巅顶部相会。其支脉，从目系下循面颊，环绕唇内。另一支脉，从肝部分出，穿过膈肌，注于肺。

🔍 主要病候

腰痛，胸满，呃逆，遗尿，小便不利，疝气，少腹肿等症。

📝 主治概要

1. 肝胆病症：黄疸，胸胁胀痛，呕逆及肝风内动所致的中风、头痛、眩晕、惊风等。

2. 妇科及前阴病症：月经不调、痛经、崩漏、带下、遗尿、小便不利等。

3. 经脉循行部位的其他病症：下肢痹痛、麻木、不遂等。

⚙️ 保养时间和方法

丑时（1:00～3:00）对应肝经，此时是肝脏修复的最佳时段。要想养好肝，首先要在精神上保持柔和、舒畅，不要暴怒和抑郁，以维持其正常的疏泄功能，还要以熟睡来维持肝主藏血的功能。《黄帝内经》中说："卧则血归于肝。"所以丑时未入睡者，面色青灰，情致倦怠而躁，易生肝病。

在戌时（19:00～21:00）按摩，或者采用酉时肾经当令之时按揉肾经原穴——太溪穴，同时按揉肝经原穴——太冲穴。

大敦　不抱怨不生气的养肝穴

大，大小之大；敦，敦厚。大，指大趾。穴在大趾外侧，肌肉敦厚。

【定　位】位于大趾末节外侧，趾甲根角侧后方 0.1 寸（指寸）。

【功效主治】回阳救逆，调经通淋。主治疝气、少腹痛、遗尿、癃闭、五淋、尿血、月经不调、崩漏、阴缩、阴中痛、阴挺、癫痫、善寐。

【快速取穴】坐位，大趾趾甲外侧缘与下缘各作一垂线，其交点处即是。

【保健按摩】常用手指点按大敦穴，可缓解出血症。

行间　消除肝脏郁结的去火穴

行，运行；间，中间。穴在第 1、第 2 跖趾关节的前方陷中，经气运行其间。

【定　位】位于足背侧，第 1、第 2 趾间，趾蹼缘的后方赤白肉际处。

【功效主治】清肝泄热，息风活络。主治中风、癫痫、头痛、目眩、目赤肿痛、青盲、口㖞、月经不调、痛经、闭经、崩漏、带下、阴中痛、疝气、遗尿、癃闭、五淋、胸胁满痛。

【快速取穴】坐位，在足背部第 1、第 2 两趾之间连接处的缝纹头处即是。

【保健按摩】用拇指点按行间穴，稍微用力，以感觉压痛为度，每次 3 分钟，可缓解头痛、耳鸣、耳聋、失眠。

太冲　还你一个好心情

太，大；冲，重要部位，穴在足背，脉气盛大。为肝经要穴。

【定　位】位于足背，第 1、第 2 跖骨间，跖骨底结合部前方凹陷中。

【功效主治】回阳救逆，调经止淋。主治失眠、头痛、腰痛、全身胀痛、甲状腺肿大、肝炎、闭经、胆囊炎、胆结石。

【快速取穴】足背，沿第 1、第 2 趾间横纹向足背上推，感觉到有一凹陷处即是。

【保健按摩】用拇指指腹按揉太冲穴，每天早晚各 1 次，每次 3～5 分钟，可对情绪压抑、生闷气后产生的反应有疏泄作用。

手太阴肺经　手阳明大肠经　足阳明胃经　足太阴脾经　手少阴心经　手太阳小肠经　足太阳膀胱经　足少阴肾经　手厥阴心包经　手少阳三焦经　足少阳胆经　足厥阴肝经　督脉　任脉　奇穴

中封 治黄疸遗精效果佳

中，中间；封，聚土成堆，穴在两踝之间，如土堆之中。

【定　　位】位于足背侧，当足内踝前，胫骨前肌肌腱的内侧缘凹陷中。

【功效主治】清泄肝胆，通利下焦，舒筋通络。主治疝气、阴缩、阴茎痛、遗精、小便不利、腰痛、少腹痛、内踝肿痛。

【快速取穴】坐位，拇趾上跷，足背可见一大筋，其内侧、足内踝前下方凹陷处即是。

【保健按摩】用拇指按压中封穴，每次 3 分钟，以有酸胀感为宜，可调理男性肾虚。

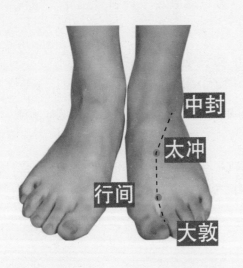

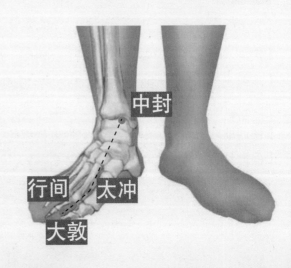

蠡沟　疏肝祛湿止阴痒

蠡，贝壳；沟，水沟。腓肠肌外形酷似贝壳，穴在其前方沟中。

【定　位】位于小腿内侧，内踝尖上 5 寸，胫骨内侧面的中央。

【功效主治】疏肝理气，调理经脉。主治月经不调、赤白带下、阴挺、阴痒、小便不利、疝气、睾丸肿痛。

【快速取穴】坐位，内踝尖垂直向上量 7 横指，胫骨内侧凹陷处即是。

【保健按摩】用两手拇指指腹按压两侧的蠡沟穴，每次 5～10 分钟，可治疗阴囊湿疹、阴道瘙痒等湿热病。

中都　固冲止崩治恶露不尽

中，中间；都，会聚。穴在小腿内侧中间，为肝经之气深聚之处。

【定　位】位于小腿内侧，当足内踝尖上 7 寸，胫骨内侧面的中央。

【功效主治】疏肝理气，调经止血。主治疝气、小腹痛、崩漏、恶露不尽、泄泻。

【快速取穴】坐位，内踝尖与阴陵泉连线之中点上半横指处即是。

【保健按摩】用中指指腹按揉中都穴，可缓解急性肋骨痛、急性肝区痛、急性眼睛胀痛。

膝关　膝部肿痛的奇效穴

膝，膝部；关，关节。穴在膝关节附近。

【定　位】位于膝部，胫骨内侧髁的下方，阴陵泉后 1 寸。

【功效主治】散风祛湿，疏通关节。主治膝髌肿痛、下肢痿痹。

【快速取穴】先找到阴陵泉，向后量 1 横指，可触及一凹陷处即是。

【保健按摩】用拇指或食指指腹点揉膝关穴 3～5 分钟，可以有效缓解膝部和下肢疼痛。

手太阴肺经　手阳明大肠经　足阳明胃经　足太阴脾经　手少阴心经　手太阳小肠经　足太阳膀胱经　足少阴肾经　手厥阴心包经　手少阳三焦经　足少阳胆经　足厥阴肝经　督脉　任脉　奇穴

曲泉　护膝要穴

曲，弯曲；泉，水泉。穴在腘窝横纹内侧端；屈膝时局部呈凹陷如泉。

【定　　位】位于膝部，腘横纹内侧端，半腱肌肌腱内缘凹陷中。

【功效主治】清肝火，祛湿热。主治月经不调、痛经、带下、阴挺、阴痒、产后腹痛、腹中包块、遗精、阳痿、疝气、小便不利、膝髌肿痛、下肢痿痹。

【快速取穴】膝内侧，屈膝时可见膝关节内侧面横纹端，其横纹头凹陷处即是。

【保健按摩】常用手指敲击曲泉穴，能疏肝解郁，有效防治膝髌肿痛、下肢痿痹。

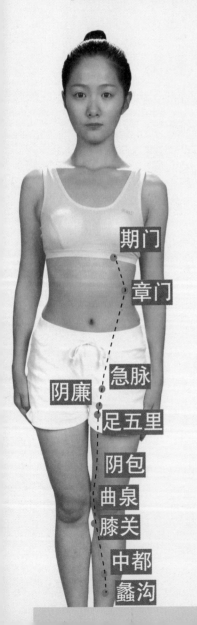

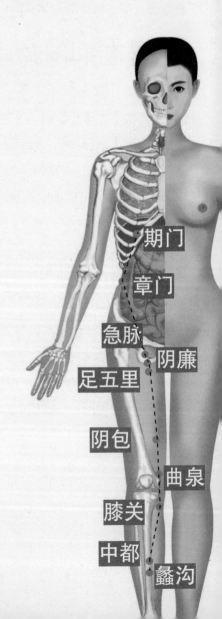

阴包　适合治"肝火旺"

阴，阴阳之阴；包，通"胞"。穴在大腿内侧，主子宫疾病。

【定　　位】位于大腿内侧，髌底上4寸，股内侧肌与缝匠肌之间。

【功效主治】调经止痛，利尿通淋。主治月经不调、小便不利、遗尿、腰骶痛引少腹。

【快速取穴】大腿内侧，膝盖内侧上端的骨性标志，直上6横指处即是。

【保健按摩】用拇指指腹按揉阴包穴，每次1~3分钟，可增强生殖器官的功能，也可预防女性乳腺疾病。

足五里　通利小便效果好

足，下肢；五，数词；里，古代有以里为寸之说。穴在下肢，约当箕门上5寸。

【定　　位】位于股前区，气冲穴直下3寸，动脉搏动处。

【功效主治】疏肝理气，清热利湿。主治少腹痛、小便不通、阴挺、睾丸肿痛、瘰疬。

【快速取穴】先取气冲，直下4横指处即是。

【保健按摩】用拇指指腹按揉足五里穴，每次1~3分钟，可缓解小便不通畅、阴部湿痒、浑身倦怠无力等症状。

阴廉　常灸常按调经助孕

阴，阴阳之阴；廉，边缘。内为阴。穴在大腿内侧阴器的边缘。

【定　　位】位于股前区，气冲穴直下2寸。

【功效主治】调经止带，通利下焦。主治月经不调、带下、少腹痛。

【快速取穴】先取气冲，直下3横指处即是。

【保健按摩】每天用拇指指腹按压阴廉穴3~5次，每次2~4分钟，可治疗生殖系统疾病。

手太阴肺经

手阳明大肠经

足阳明胃经

足太阴脾经

手少阴心经

手太阳小肠经

足太阳膀胱经

足少阴肾经

手厥阴心包经

手少阳三焦经

足少阳胆经

足厥阴肝经

督脉

任脉

奇穴

急脉 常按防治静脉曲张

急，急促；脉，脉气。肝经气血在此吸热后化为强劲的风气。

【定　　位】位于腹股沟区，横平耻骨联合上缘，前正中线旁开2.5寸。

【功效主治】理气止痛，温经散寒。主治少腹痛、疝气、阴挺。

【快速取穴】腹股沟动脉搏动处即是。

【保健按摩】用中指指腹轻揉左右急脉穴，每次1～3分钟，可改善精力减退、腰腿寒冷。

章门 利肝健脾促消化

章，同"障"字；门，门户。穴在季肋下，如同屏障内脏之门户。

【定　　位】位于侧腹部，当第11肋游离端的下方。

【功效主治】疏肝健脾，清利湿热。主治腹痛、腹胀、肠鸣、腹泻、呕吐、胁痛、黄疸、痞块。

【快速取穴】正坐，屈肘合腋，肘尖所指处，按压有酸胀感处即是。

【保健按摩】用双手中指指端按压章门穴，并且做环状运动，可缓解腹痛、腹胀。

期门 消除胸胁胀痛的顺气穴

期，周期；门，门户。两侧胁肋如敞开之门户。

【定　　位】位于胸部，当乳头直下，第6肋间隙，前正中线旁开4寸。

【功效主治】疏肝清热，降逆止痛。主治胸胁胀痛、呕吐、吞酸、呃逆、腹胀、腹泻、奔豚气、乳痈。

【快速取穴】正坐或仰卧，自乳头垂直向下推2个肋间隙，按压有酸胀感处即是。

【保健按摩】用双手中指指端按压期门穴，并且做环状运动，可治疗各种妇科疾病和男科前列腺肥大。

>第十三章

督脉：总督阳经气血

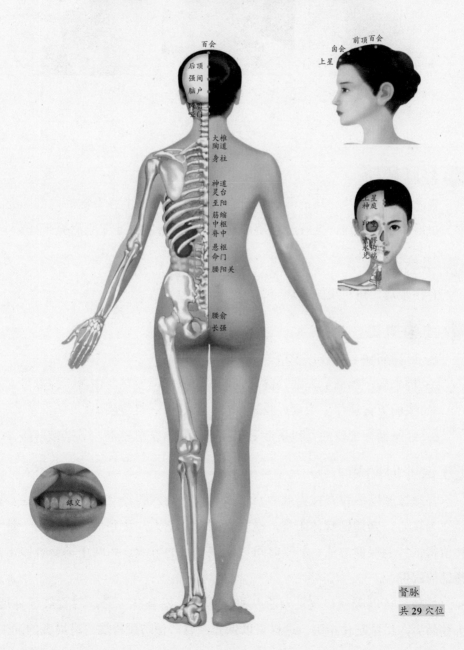

督脉
共 29 穴位

手太阴肺经

手阳明大肠经

足阳明胃经

足太阴脾经

手少阴心经

手太阳小肠经

足太阳膀胱经

足少阴肾经

手厥阴心包经

手少阳三焦经

足少阳胆经

足厥阴肝经

督脉

任脉

奇穴

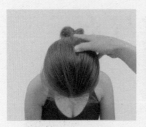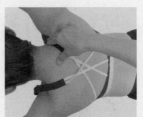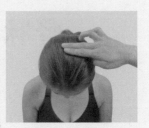

🔆 经脉循行

督脉，起于胞中，下行于会阴部，向后从尾骨端上行脊柱的内部，上达项后风府，进入脑内，上行至巅顶，沿前额下行鼻柱，止于上唇系带处。

🔍 主要病候

脊柱强痛，角弓反张等症。

📝 主治概要

1. 脏腑病症：五脏六腑相关病症。

2. 神志病，热病：失眠，健忘，癫痫，昏迷，发热，中暑，惊厥等。

3. 头面五官病症：头痛，眩晕，口、齿、鼻、目等疾患。

4. 经脉循行部位的其他病症：头项、脊背、腰骶疼痛，下肢痿痹等。

⚙️ 保养时间和方法

督脉按摩以后背脊柱为着力点，以调畅五脏六腑经气为基础，疏通心肾经络为轴心，来调畅身体阳气，激发人的自愈能力，达到保健的作用，是一种值得推广的保健方法。如平时可以采取俯卧的方式，用两虚拳交替叩击背腰部的穴位。

另外，可以吸一口气，双手从身后合十，沿督脉上升，双臂舒缓外展，头往后靠，尽量贴住指尖。这样可以保养颈肩，预防颈椎病、肩周炎的发生。

长强　肛周瘙痒症特效穴

长，长短之长；强，强弱之强。脊柱长而强韧，穴在其下端。

【定　　位】位于会阴区，尾骨下方，尾骨端与肛门连线的中点处。

【功效主治】解痉止痛，调畅通淋。主治腹泻、痢疾、便血、便秘、痔疮、脱肛、癫狂痫、腰脊、尾骶部疼痛。

【快速取穴】在尾骨端下，尾骨端与肛门连线中点处即是。

【保健按摩】用中指指腹揉、按压长强穴，每次 4 分钟，双手交替按摩。每日 2 次，可治疗腹泻、痢疾、便秘。

腰俞　补益肾气腰不疼

腰，腰部；俞，输注。穴在腰部，是经气输注之处。

【定　　位】位于骶区，正对骶管裂孔，后正中线上。

【功效主治】调经清热，散寒除湿。主治月经不调、经闭、腰脊强痛、下肢痿痹、痫证、腹泻、痢疾、便血、便秘、痔疮、脱肛。

【快速取穴】后正中线上，顺着脊柱向下，正对骶管裂孔处即是。

【保健按摩】用拇指指腹按摩腰俞穴并做环状运动，每次 3 分钟，可治疗腹泻、痢疾。

腰阳关　遗精、阳痿不复返

腰，腰部；阳，阴阳之阳；关，机关。督脉为阳。穴属督脉，位于腰部转动处，如腰之机关。

【定　　位】位于脊柱区，第 4 腰椎棘突下凹陷中，后正中线上。

【功效主治】祛寒除湿，舒筋活络。主治腰骶疼痛、下肢痿痹、月经不调、赤白带下、遗精、阳痿。

【快速取穴】两侧髂前上棘连线与脊柱交点凹陷处即是。

【保健按摩】左手或右手握拳，以食指掌指关节突起部按揉腰阳关穴 3 ~ 5 分钟，可治疗腰骶疼痛、遗精、阳痿等。

手太阴肺经　手阳明大肠经　足阳明胃经　足太阴脾经　手少阴心经　手太阳小肠经　足太阳膀胱经　足少阴肾经　手厥阴心包经　手少阳三焦经　足少阳胆经　足厥阴肝经　督脉　任脉　奇穴

命门 延缓衰老、推迟更年期

命，生命；门，门户。肾为生命之源，穴在肾俞之间，相当于肾气出入之门户。

【定　　位】位于脊柱区，第2腰椎棘突下凹陷中，后正中线上。

【功效主治】培元固本，强健腰膝。主治腰脊强痛、下肢痿痹、月经不调、赤白带下、痛经、经闭、不孕、遗精、阳痿、精冷不育、小便频数、小腹冷痛、腹泻。

【快速取穴】肚脐水平线与后正中线交点，按压有凹陷处即是。

【保健按摩】用掌擦命门穴及两侧，以感觉发热发烫为度，然后将两掌搓热捂于命门穴两侧，意念守住命门穴约10分钟，可以延缓衰老、推迟更年期。

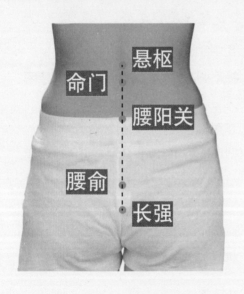

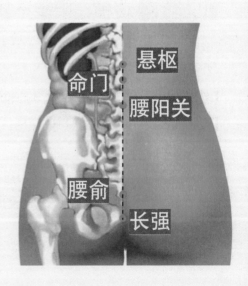

悬枢　助阳健脾治腰腹痛

悬，悬挂；枢，枢纽。穴在两个三焦俞之间，三焦为气机之枢纽，本穴系三焦枢纽之处。

【定　　位】位于脊柱区，第1腰椎棘突下凹陷中，后正中线上。

【功效主治】助阳健脾，通调肠气。主治腰脊强痛、腹胀、腹痛、完谷不化、腹泻、痢疾。

【快速取穴】从命门穴沿后正中线向上推1个椎体，下缘凹陷处即是。

【保健按摩】用中指指腹按揉悬枢穴，每次1~3分钟，可治疗脾胃虚弱、胃痛、泄泻。

脊中　壮阳益气治腿痛

脊，脊柱；中，中部。考脊柱共21椎节，此穴在11椎下，正当其中。

【定　　位】位于脊柱区，第11胸椎棘突下凹陷中，后正中线上。

【功效主治】健脾利湿，宁神镇静。主治癫痫、黄疸、腹泻、痢疾、痔疮、脱肛、便血、腰脊强痛、小儿疳积。

【快速取穴】两侧肩胛下角连线与后正中线相交处，向下推4个椎体，下缘凹陷处即是。

【保健按摩】用拇指指腹按揉脊中穴，每次3~5分钟，可治疗腹泻、痔疮等。

中枢　健脾清热治胃痛

中，中部；枢，枢纽。穴当第11椎下间，当脊柱21节之中点。

【定　　位】位于脊柱区，第10胸椎棘突下凹陷中，后正中线上。

【功效主治】健脾利湿，清热止痛。主治黄疸、呕吐、腹满、胃痛、食欲不振、腰背疼痛。

【快速取穴】两侧肩胛下角连线与后正中线相交处，向下推3个椎体，下缘凹陷处即是。

【保健按摩】用单侧肘尖按摩中枢穴，做轻柔缓和的回旋动作20遍，可缓解腰背部酸痛。

手太阴肺经　手阳明大肠经　足阳明胃经　足太阴脾经　手少阴心经　手太阳小肠经　足太阳膀胱经　足少阴肾经　手厥阴心包经　手少阳三焦经　足少阳胆经　足厥阴肝经　督脉　任脉　奇穴

筋缩 通络止痉治背痛

筋，筋肉；缩，有抽搐之意。穴居两肝俞之间，肝主筋，本穴可治筋脉挛缩诸病。

【定　　位】位于脊柱区，第 9 胸椎棘突下凹陷中，后正中线上。

【功效主治】平肝息风，宁神镇痉。主治癫狂痫、抽搐、脊强、四肢不收、筋挛拘急、胃痛、黄疸。

【快速取穴】两侧肩胛下角连线与后正中线相交处，向下推 2 个椎体，下缘凹陷处即是。

【保健按摩】以手指指腹或指节向下按压筋缩穴，并做圈状按摩，可治疗痉挛拘急、四肢不收、胃痛。

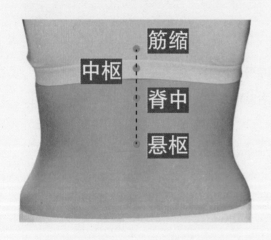

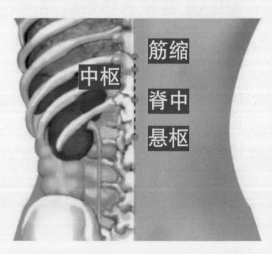

至阳 缓解心慌胸闷的宽心穴

至，到达；阳，阴阳之阳。本穴与横膈平。经气至此从膈下的阳中之阴到达膈上的阳中之阳。

【定　位】位于脊柱区，第 7 胸椎棘突下凹陷中，后正中线上。

【功效主治】利胆退黄，宽胸利膈。主治黄疸、胸胁胀满、咳嗽、气喘、腰背疼痛、脊强。

【快速取穴】两侧肩胛下角连线与后正中线相交处的椎体下缘凹陷处即是。

【保健按摩】用拇指用力点按、弹拨至阳穴，每次 3 ~ 6 分钟，对心绞痛有缓解作用。

灵台 治疗忧郁失眠的养心穴

灵，心神；台，居处。因穴近心脏，为心神之居所，主治心神诸疾，故名灵台。

【定　位】位于脊柱区，第 6 胸椎棘突下凹陷中，后正中线上。

【功效主治】清热化湿，止咳定喘。主治咳嗽、气喘、脊痛、项强、疔疮。

【快速取穴】两侧肩胛下角连线与后正中线相交处，向上推 1 个椎体，下缘凹陷处即是。

【保健按摩】用拇指指腹按揉灵台穴并做环状运动，每次 3 ~ 5 分钟，每天 2 次，可治疗脊痛项强、咳嗽、气喘等。

神道 泄热宁神安心穴

神，心神；道，通路为道。心藏神，穴居心俞旁，如同心神之通道。

【定　位】位于背部，当后正中线上，第 5 胸椎棘突下凹陷中。

【功效主治】宁神安心，清热平喘。主治心痛、心悸、怔忡、失眠、健忘、中风不语、痫证、咳嗽、气喘、腰脊强、肩背痛。

【快速取穴】两侧肩胛下角连线与后正中线相交处，向上推 2 个椎体，下缘凹陷处即是。

【保健按摩】常用拇指指尖垂直点按神道穴，力度宜适中，每次 1 ~ 3 分钟，可治疗心痛、心悸、怔忡、失眠、健忘等。

身柱 人体的强壮穴

　　身，身体；柱，支柱。穴在第3胸椎下，上连头项，下通脊腰，犹如一身之支柱。

【定　　位】位于脊柱区，第3胸椎棘突下凹陷中，后正中线上。

【功效主治】宣肺清热，宁神镇咳。主治身热、头痛、咳嗽、气喘、惊厥、癫狂痫、腰脊强痛、疔疮发背。

【快速取穴】两侧肩胛下角连线与后正中线相交处，向上推4个椎体，下缘凹陷处即是。

【保健按摩】用中指指尖轻轻按揉身柱穴，以有稍微刺痛感为度，每次1~2分钟，可治疗咳嗽、气喘、头痛等。

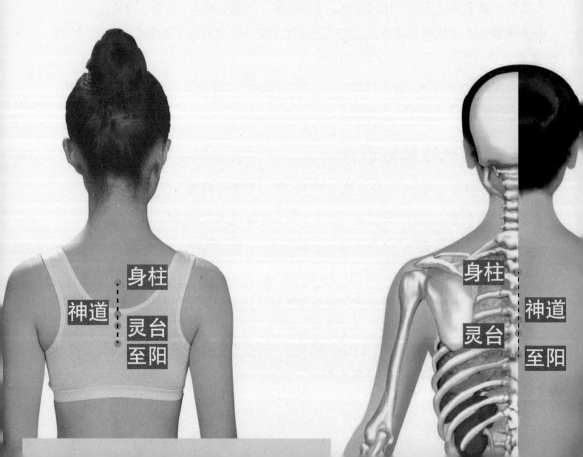

陶道 让你精神愉悦的特效穴

陶，指陶灶（窑）；道，通道。穴属督脉，位居第1胸椎下，阳气上行，犹如陶灶火气所出之通道。

【定　　位】位于脊柱区，第1胸椎棘突下凹陷中，后正中线上。

【功效主治】解表清热，镇惊安神。主治热病、疟疾、恶寒发热、咳嗽、气喘、骨蒸潮热、癫狂、脊强。

【快速取穴】低头，颈背交界椎骨高凸处，垂直向下推1个椎体，下缘凹陷处即是。

【保健按摩】用拇指指腹抵于陶道穴，其余四指抓住脖颈固定，用拇指按揉100次。常按可使人心情安静踏实，精神得到愉悦。

大椎 我们身体里的小太阳

大，巨大；椎，椎骨。古称第7颈椎棘突为大椎，穴适在其下。

【定　　位】位于后正中线上，第7颈椎棘突下凹陷中。

【功效主治】清热解表，截疟止痛。主治热病、疟疾、恶寒发热、咳嗽、气喘、骨蒸潮热、癫狂痫、小儿惊风、项强、脊痛、风疹、痤疮。

【快速取穴】低头，颈背交界椎骨高凸处，椎体下缘凹陷处即是。

【保健按摩】用拇指指腹按揉大椎穴，每次3～5分钟，可治疗颈项疼痛。

哑门 中风不语的特效穴

哑，音哑；门，门户。此穴深刺可以致哑，也可治哑，故比喻为音哑的门户。

【定　　位】位于颈后区，第2颈椎棘突上际凹陷中，后正中线上。

【功效主治】疏风通络，开窍醒脑。主治暴喑、舌缓不语、癫狂痫、癔症、头痛、颈项强痛。

【快速取穴】沿脊柱向上，入后发际上半横指处即是。

【保健按摩】持梳与头皮呈45°角，以百会穴为中心，分别向神庭穴、曲鬓穴（双侧）、哑门穴，前后左右呈放射状刮拭，以发热为宜。

手太阴肺经
手阳明大肠经
足阳明胃经
足太阴脾经
手少阴心经
手太阳小肠经
足太阳膀胱经
足少阴肾经
手厥阴心包经
手少阳三焦经
足少阳胆经
足厥阴肝经
督脉
任脉
奇穴

风府 颈项强痛疗效好

风，风邪；府，处所。本穴为治风邪之处，也是易为风邪侵袭的部位。

【定　　位】位于颈后区，枕外隆凸直下，两侧斜方肌之间凹陷中。

【功效主治】散风息风，通关开窍。主治中风、癫狂痫、癔症、头痛、眩晕、颈项强痛、咽喉肿痛、暴喑、目痛、鼻衄。

【快速取穴】沿脊柱向上，入后发际上1横指处即是。

【保健按摩】用左手扶住前额，右手拇指点按风府穴，其余四指固定于头部，按摩时要稍微用力，以能感觉到有股热流窜向前额为度，可治疗风邪而致伤风感冒、发热、鼻塞等疾病。

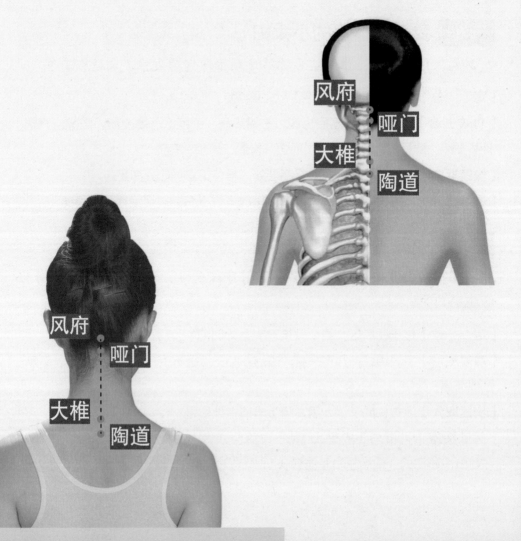

脑户 头重头痛去找它

脑，大脑；户，门户。穴近枕骨大孔，为脑的门户，内应延髓，本穴能主治与脑相关疾患。

【定 位】位于头部，枕外隆凸的上缘凹陷中。

【功效主治】散风清热，开窍镇痉。主治头晕、项强、癫痫。

【快速取穴】先找到风府穴，直上约2横指，按到一凸起骨性标志上缘凹陷处即是。

【保健按摩】用拇指指腹或者指尖按揉脑户穴，每次3～5分钟，以有酸痛、胀麻感为度，可治疗头晕、项强。

强间 清头散风治头痛

强，强硬；间，中间。穴当枕骨与顶骨结合之中间，能治颈项强痛。

【定 位】位于头部，后发际正中直上4寸。

【功效主治】清头散风，镇静安神。主治头痛、目眩、项强、癫狂。

【快速取穴】先找到脑户穴，直上2横指处。

【保健按摩】用一只手扶于前额，另一只手拇指指腹由轻渐重地推揉强间穴36次，共做2遍。可治疗头痛、项强。

后顶 快速止痛的特效穴

后，后方；顶，头顶。穴在头顶百会穴之后方。

【定 位】位于头部，后发际正中直上5.5寸。

【功效主治】清头散风，镇静安神。主治头痛、眩晕、癫狂痫。

【快速取穴】先找到脑户穴，直上4横指处。

【保健按摩】用中指指腹按揉后顶穴，每次3～5分钟，按压时力度要适中，可治疗头痛、眩晕。

百会　健脑降压很轻松

百，多的意思；会，交会。头为百脉所朝，诸阳之会，百病皆治。

【定　　位】位于头部，前发际正中直上 5 寸。

【功效主治】醒脑开窍，安神定志，升阳举陷。主治痴呆、中风、失语、瘛疭、失眠、健忘、癫狂痫、癔症、头风、头痛、眩晕、耳鸣、脱肛、阴挺、胃下垂、肾下垂。

【快速取穴】正坐，两耳尖与头正中线相交处，按压有凹陷即是。

【保健按摩】用手掌按摩百会穴，每次按顺时针方向和逆时针方向各按摩 50 圈，每日 2 ~ 3 次。坚持按摩，可治疗低血压。

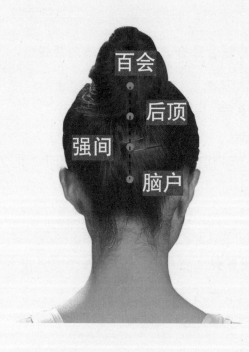

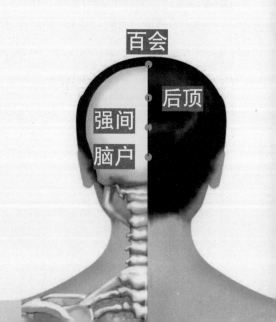

前顶 头病勿忘去找它

前，前方；顶，头顶。穴在头顶百会穴之前方。

【定　位】位于头部，前发际正中直上 3.5 寸。

【功效主治】息风醒脑，宁神镇静。主治癫痫、小儿惊风、头晕、目眩、巅顶痛、鼻渊、目赤肿痛。

【快速取穴】正坐，由百会穴向前 2 横指处即是。

【保健按摩】用中指指腹按揉前顶穴，每次 3 ~ 5 分钟，按压时力度要适中，可治疗头顶痛、眩晕。

囟会 最善开窍醒神

囟，颅囟；会，会合。穴当前囟所在处。

【定　位】位于头部，前发际正中直上 2 寸。

【功效主治】清头散风。主治头痛、目眩、癫狂痫、面赤暴肿、鼻渊、鼻衄、鼻痔、鼻痈、小儿惊风。

【快速取穴】正坐，自前发际正中直上 3 横指处即是。

【保健按摩】常用中指指腹按揉囟会穴，每次 1 ~ 3 分钟，能平肝息风、醒神镇惊。

上星 有效缓解眼疲劳

上，上行；星，指穴内的上行气血如星点般细小。"星者人之七窍"《灵枢·九针论》穴居面部七窍之上方。

【定　位】位于头部，前发际正中直上 1 寸。

【功效主治】清热利窍，醒神清脑，升阳益气。主治鼻渊、鼻衄、头痛、目痛、热病、疟疾、癫狂。

【快速取穴】正坐，自前发际正中直上 1 横指处即是。

【保健按摩】左手扶住头部，以右手拇指指腹按揉上星穴，每次 3 ~ 5 分钟，可治疗头痛、目痛。

手太阴肺经 手阳明大肠经 足阳明胃经 足太阴脾经 手少阴心经 手太阳小肠经 足太阳膀胱经 足少阴肾经 手厥阴心包经 手少阳三焦经 足少阳胆经 足厥阴肝经 督脉 任脉 奇穴

神庭　安神醒脑特效穴

神，天部之气；庭，庭院，聚散之所。脑为元神之府，额又称天庭，穴居其上。

【定　位】位于头部，前发际正中直上 0.5 寸。

【功效主治】清头散风，镇静安神。主治癫狂痫、失眠、惊悸、头痛、目眩、目赤、目翳、鼻渊、鼻衄。

【快速取穴】正坐，自前发际正中直上半横指处即是。

【保健按摩】常用拇指指腹按揉神庭穴，每次 1 ~ 3 分钟，可治疗头痛、惊悸、失眠等症。

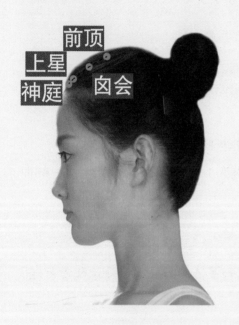

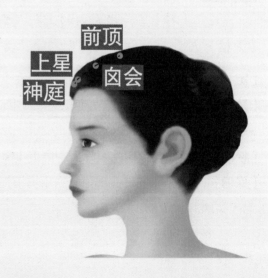

素髎　低血压的特效穴

素，白色；髎，骨隙。肺开窍于鼻，属金而应白色，穴居面部正中鼻端。

【定　　位】位于面部，当鼻尖的正中央。

【功效主治】清热开窍，回阳救逆。主治昏迷、惊厥、新生儿窒息、休克、呼吸衰竭、鼻渊、鼻衄。

【快速取穴】正坐或仰卧，面部鼻尖正中央即是。

【保健按摩】用右手掌心按在鼻尖上（素髎穴），逆时针方向揉 50 下，再用左手掌心按在鼻尖上，顺时针方向揉 50 下，可治疗鼻炎。

水沟　昏迷急救之要穴

水，水液；沟，沟渠。鼻下凹陷似水沟，穴居其中，故名，水沟似人形，穴居其中故又称人中。

【定　　位】位于面部，当人中沟的上 1/3 与中 1/3 交点处。

【功效主治】醒神开窍，清热息风。主治昏迷、晕厥、中风、中暑、休克、癔症、癫狂痫、急慢惊风、鼻塞、鼻衄、面肿、口㖞、齿痛、牙关紧闭、闪挫腰痛。

【快速取穴】正坐或仰卧，面部人中沟上 1/3 处即是。

【保健按摩】用拇指指尖掐按水沟穴 20 ~ 40 次，每次连续 0.5 ~ 1 秒为佳。可治疗人事不省、心腹绞痛、剧烈腰背痛等。

兑端　清热定惊要穴

兑，口；端，尖端。穴在唇正中之端。

【定　　位】位于面部，上唇结节的中点。

【功效主治】清热，定惊，止痛。主治昏迷、晕厥、癫狂、癔症、口㖞、口噤、口臭、齿痛。

【快速取穴】正坐或仰卧，面部人中沟下端的皮肤与上唇的交界处即是。

【保健按摩】用食指指尖点压兑端穴后轻轻画圈按揉，可以刺激唇部周边皮肤的运动，令双唇紧致平滑，唇纹淡化。

手太阴肺经 | 手阳明大肠经 | 足阳明胃经 | 足太阴脾经 | 手少阴心经 | 手太阳小肠经 | 足太阳膀胱经 | 足少阴肾经 | 手厥阴心包经 | 手少阳三焦经 | 足少阳胆经 | 足厥阴肝经 | 督脉 | 任脉 | 奇穴

龈交 专治口臭的特效穴

龈，齿龈；交，交回。穴位于唇内上齿龈与唇系带连接处，又为任脉、督脉两脉之会。

【定　　位】位于上唇内，唇系带与上齿龈的相接处。

【功效主治】清热，开窍，醒神。主治口㖞、口噤、口臭、齿衄、齿痛、鼻衄、面赤颊肿、痔疮、癫狂。

【快速取穴】在唇内的正中线上，上唇系带与上牙龈相接处即是。

【保健按摩】伸出舌头，向上舔舐、刺激龈交穴 30 秒，每天至少刺激 20 次，可加快身体淋巴和血液循环，消除因任脉、督脉不通而引起的身体浮肿型下身肥胖。

印堂 前额疼痛特效穴

印，泛指图章；堂，庭堂。古代指额部两眉头之间为"阙"，星相家称印堂，因穴位于此处，故名。

【定　　位】位于人体前额部，两眉头间连线与前正中线之交点处。

【功效主治】清脑明目，通鼻开窍。主治痴呆、痫证、失眠、健忘、头痛、眩晕、鼻衄、鼻渊、小儿惊风、产后血晕、子痫。

【快速取穴】两眉毛连线中点处即是。

【保健按摩】常用中指点按印堂穴，然后再顺时针按揉 20 ~ 30 圈，逆时针按揉 20 ~ 30 圈，能预防感冒和呼吸系统疾病。

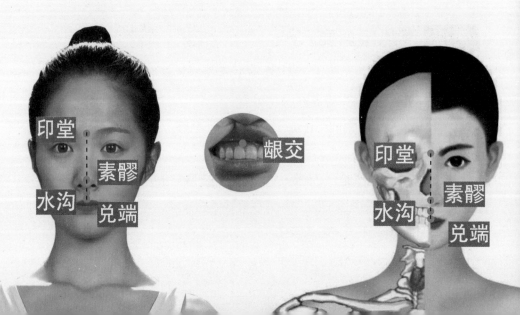

> 第十四章
>>>

任脉：掌管 6 条阴经的气血

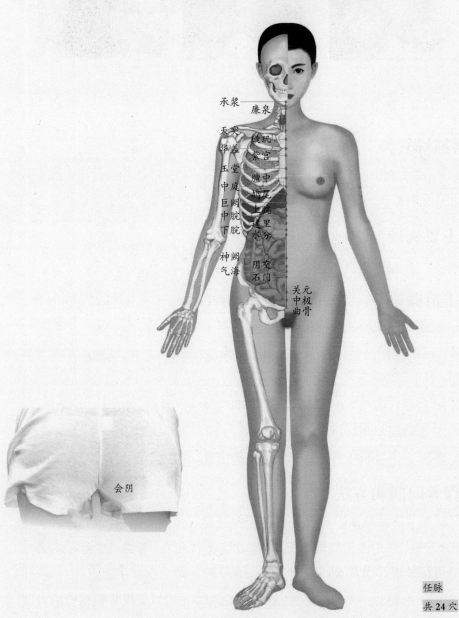

承浆
廉泉
天突
璇玑
华盖
紫宫
玉堂
膻中
中庭
巨阙
鸠尾
上脘
中脘
建里
下脘
水分
神阙
阴交
气海
石门
关元
中极
曲骨

会阴

任脉
共 24 穴

手太阴肺经
手阳明大肠经
足阳明胃经
足太阴脾经
手少阴心经
手太阳小肠经
足太阳膀胱经
足少阴肾经
手厥阴心包经
手少阳三焦经
足少阳胆经
足厥阴肝经
督脉
任脉
奇穴

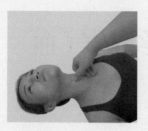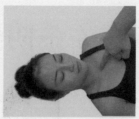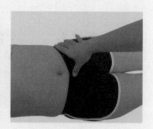

🔆 经脉循行

任脉,起于胞中,下出于会阴部,向前上行于阴毛部,循腹沿前正中线上行,经关元穴至咽喉,再上行环绕口唇,经面部进入目眶下,联系于目。

🔍 主要病候

疝气,带下,腹中结块等症。

📋 主治概要

1. 脏腑病:腹部、胸部相关内脏病。

2. 妇科、前阴病症:月经不调,痛经,崩漏,带下,遗精,阳痿,小便不利,遗尿等。

3. 颈及面口病症:瘿气,梅核气,咽喉肿痛,暴喑,口㖞,齿痛等。

4. 神志病症:癫痫,失眠等。

5. 虚证:部分腧穴有强壮作用,主治虚劳、虚脱等证。

⚙️ 保养时间和方法

任脉调节阴经气血,任脉上有几个保健的穴位,会阴穴、气海穴、关元穴、阴交穴等,用中指指腹进行按摩,每次5分钟左右,有微微的麻胀感为佳。也可以用艾条进行温和灸,每次10~15分钟。对于女性生殖系统有良好的保健养生作用,能保养整个生殖系统,预防早衰。也可以采用呼吸保健的方法,吸气时扩张腹肌,呼气时放松腹肌,这样可以改善五脏六腑。

会阴 性功能要穴

会，交会；阴，在此指下部两阴窍。两阴之间名会阴，穴当其中。

【定　位】位于在会阴区，男性在阴囊根部与肛门连线的中点；女性在大阴唇后联合与肛门连线的中点。

【功效主治】调经强肾，苏厥回阳，清利湿热。主治溺水窒息、昏迷、癫狂痫、小便不利、遗尿、遗精、阴痛、阴痒、脱肛、阴挺、痔疮、月经不调。

【快速取穴】在会阴部，取两阴连线的中点即是。

【保健按摩】用中指指端点按会阴穴 108 下，以感觉酸痛为度，能疏通体内脉结，促进阴阳气的交接与循环，对调节生理和生殖功能有独特的作用。

曲骨 治前列腺炎通小便

曲，弯曲；骨，骨头。曲骨，指耻骨，穴在耻骨联合上缘。

【定　位】位于下腹部，耻骨联合上缘，前正中线上。

【功效主治】温补肾阳，调经止带。主治小便不利、遗尿、遗精、阳痿、阴囊湿痒、月经不调、痛经、赤白带下。

【快速取穴】在下腹部，正中线上，从下腹部向下摸到一横着走向的骨性标志上缘。

【保健按摩】常用中指指腹按揉曲骨穴，每次 3 ～ 5 分钟，可治疗和调理小便不利、月经不调等疾病。

中极 男科女科病的常用穴

中，中间；极，正是。穴位正是在人体上下左右之中间。

【定　位】位于下腹部，脐中下 4 寸，前正中线上。

【功效主治】益肾兴阳，通经止带。主治遗尿、小便不利、癃闭、遗精、阳痿、不育、月经不调、崩漏、阴挺、阴痒、不孕、产后恶露不尽、带下。

【快速取穴】在下腹部，正中线上，耻骨联合上缘 1 横指处即是。

【保健按摩】痛经的时候，用拇指按压中极穴，每次 10 ～ 20 分钟，可以大大缓解疼痛。

关元 补虚温阳特效穴

关，关藏；元，元气。穴在脐下 3 寸，为关藏人身元气之处。

【定　　位】位于下腹部，脐中下 3 寸，前正中线上。

【功效主治】补肾培元，温阳固脱。主治中风脱证、虚劳冷惫、羸瘦无力、少腹疼痛、疝气、腹泻、痢疾、脱肛、便血、五淋、尿血、尿闭、尿频、遗精、阳痿、早泄、白浊、月经不调、痛经、经闭、崩漏、带下、阴挺、恶露不尽、胞衣不下。

【快速取穴】下腹部，正中线上，肚脐中央向下 4 横指处即是。

【保健按摩】先将手掌温热，敷在穴位上，再指压关元穴，可增加刺激时的舒适感；常摩揉关元穴，也可益肾壮阳。

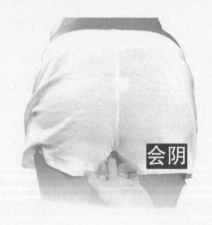

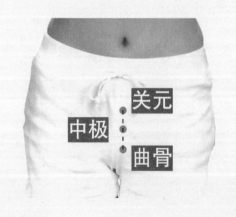

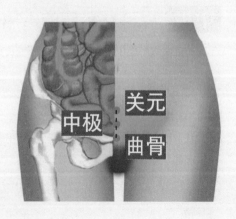

石门 健肾固精治水肿

石，岩石；门，门户。石有坚实之意。本穴能治下腹坚实之证。

【定　　位】位于下腹部，当脐中下2寸，前正中线上。

【功效主治】固肾培元，调经止带，清热利湿。主治腹胀、腹泻、痢疾、绕脐疼痛、奔豚气、疝气、水肿、小便不利、遗精、阳痿、经闭、带下、崩漏、产后恶露不尽。

【快速取穴】在下腹部，正中线上，肚脐中央向下3横指处即是。

【保健按摩】常用无名指按揉石门穴9分钟，感觉酸胀适中即可，能健肾固精，并改善胃肠功能。

气海 人体生命功力的"元阳之本"

气，元气；海，海洋。穴在脐下，为人体元气之海。

【定　　位】位于下腹部，脐中下1.5寸，前正中线上。

【功效主治】利下焦，补元气，行气散滞。主治虚脱、形体羸瘦、脏气衰惫、乏力、水谷不化、绕脐疼痛、腹泻、痢疾、便秘、小便不利、遗尿、遗精、阳痿、疝气、月经不调、痛经、经闭、崩漏、带下、阴挺、产后、胞衣不下。

【快速取穴】在下腹部，正中线上，肚脐中央向下与关元之间的中点处即是。

【保健按摩】常按揉气海穴，可补气；用艾条温和灸灸气海穴，每次10～15分钟，可治疗月经不调、痛经、腹泻、消化不良等。

阴交 腹痛泄泻经常揉

阴，阴阳之阴；交，交会。穴在脐下1寸，为任脉、冲脉和肾经交会处。

【定　　位】位于下腹部，脐中下1寸，前正中线上。

【功效主治】调经固带，利水消肿。主治腹痛、疝气、水肿、小便不利、月经不调、崩漏、带下。

【快速取穴】在下腹部，正中线上，肚脐中央向下1横指处即是。

【保健按摩】腹泻、腹胀时，用中指指腹轻揉阴交穴3～5分钟，不适就会减轻。

神阙 增强胃动力

神，神气；阙，宫门。穴在脐中。脐为胎儿气血运行之要道，如神气出入之宫门。

【定　　位】位于腹中部，脐中央。

【功效主治】培元固本，和胃理肠。主治虚脱、中风脱证、腹痛、腹胀、腹泻、痢疾、便秘、脱肛、水肿、小便不利。

【快速取穴】在脐区，肚脐中央即是。

【保健按摩】常用手掌按揉神阙穴，每次 3 ～ 5 分钟，可防治小儿腹泻、疳积等；突然大汗淋漓、唇舌苍白、手脚冰冷之虚脱证，马上温灸神阙可起到急救作用。

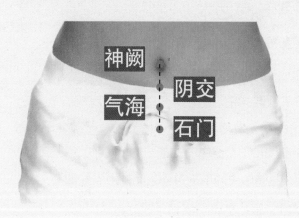

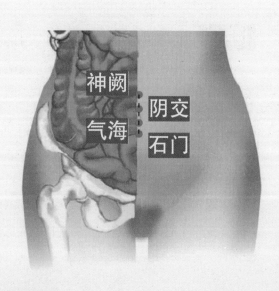

水分　健脾理气能瘦腰

水，水谷；分，分别。穴在脐上 1 寸，内应小肠，水谷至此分别清浊。

【定　　位】位于上腹部，脐中上 1 寸，前正中线上。

【功效主治】通调水道，理气止痛。主治水肿、小便不利、腹痛、腹泻、反胃吐食。

【快速取穴】在上腹部，肚脐中央向上 1 横指处。

【保健按摩】常用拇指或中指指腹以画圆方式按压水分穴，以出现酸胀感为宜，可治疗寒湿引起的腹胀、肠鸣、腹泻。

下脘　经常按压能排毒

下，下方；脘，胃脘。穴当胃脘之下部。

【定　　位】位于上腹部，脐中上 2 寸，前正中线上。

【功效主治】健脾和胃，降逆止呕。主治腹痛、腹胀、腹泻、呕吐、完谷不化、小儿疳积、痞块。

【快速取穴】在上腹部，正中线上，肚脐中央向上 3 横指处即是。

【保健按摩】按摩时以手掌按揉下脘穴 50 ~ 100 次，对缓解腹痛，治疗消化不良、呕吐十分有效。

建里　体虚温补要穴

建，建立；里，里部。当胃脘部，有助于建立中焦里气。

【定　　位】位于上腹部，脐中上 3 寸，前正中线上。

【功效主治】调健脾胃，消积化滞。主治胃痛、呕吐、食欲不振、腹胀、腹痛、水肿。

【快速取穴】在上腹部，正中线上，肚脐中央向上 4 横指处即是。

【保健按摩】常用拇指指腹在建里穴处做旋转按摩，每次按摩 100 下，能够很好地促进食欲，增进身体的健康。

手太阴肺经
手阳明大肠经
足阳明胃经
足太阴脾经
手少阴心经
手太阳小肠经
足太阳膀胱经
足少阴肾经
手厥阴心包经
手少阳三焦经
足少阳胆经
足厥阴肝经
督脉
任脉
奇穴

中脘　健胃奇穴

中，中间；脘，胃脘。穴当胃脘之中部。

【定　　位】位于上腹部，脐中上4寸，前正中线上。

【功效主治】和胃健脾，降逆利水。主治胃痛、腹胀、纳呆、呕吐、吞酸、呃逆、小儿疳积、黄疸、癫狂、脏躁。

【快速取穴】在上腹部，肚脐与胸剑联合连线的中点处。

【保健按摩】仰卧位，一边缓缓吐气，一边用食指用力于中脘穴处下压，至最低点保持6秒后松开，重复10次，能缓解胃部不适。

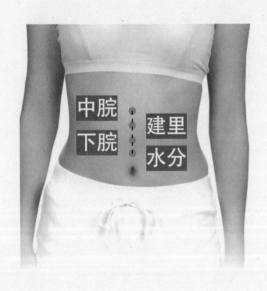

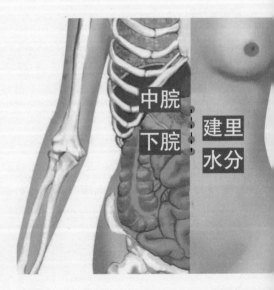

上脘　防治消化系统病症的要穴

上，上方；脘，胃脘。穴当胃脘之上部。

【定　　位】位于上腹部，脐中上 5 寸，前正中线上。

【功效主治】和胃降逆，利膈化痰。主治胃痛、呕吐、呃逆、腹胀、癫痫。

【快速取穴】在上腹部，中脘上 1 横指处。

【保健按摩】将食指和中指并拢，按照顺时针方向按揉上脘穴 3 分钟，可治疗反胃、胃胀、呕吐、打嗝等。

巨阙　心烦心悸奇效穴

巨，巨大；阙，宫门。此为心之募穴，如心气出入的大门。

【定　　位】位于上腹部，脐中上 6 寸，前正中线上。

【功效主治】安神宁心，宽胸止痛。主治癫狂痫、胸痛、心烦、心悸、呕吐、吞酸。

【快速取穴】在上腹部，正中线上，中脘与胸剑联合之间的中点处即是。

【保健按摩】常用中指指腹按揉巨阙穴，每次 1～3 分钟，可解除心烦。

鸠尾　晕车晕船奇效穴

鸠，鸠鸟；尾，尾巴。胸骨剑突形如鸠鸟之尾，穴在其下。

【定　　位】位于上腹部，胸剑结合部下 1 寸，前正中线上。

【功效主治】和中降逆，清热化痰。主治癫狂痫、胸痛、腹胀、呃逆。

【快速取穴】从胸剑结合部沿前正中线直下 1 横指处即是。

【保健按摩】用拇指按压鸠尾穴，每次 3～5 分钟，可以消除疲劳、治疗晕车晕船等。

手太阴肺经
手阳明大肠经
足阳明胃经
足太阴脾经
手少阴心经
手太阳小肠经
足太阳膀胱经
足少阴肾经
手厥阴心包经
手少阳三焦经
足少阳胆经
足厥阴肝经
督脉
任脉
奇穴

中庭 噎嗝呕吐奇效穴

中，中间；庭，庭院。穴在心下，犹如在宫殿前的庭院之中。

【定　位】位于胸部，胸剑结合中点处，前正中线上。

【功效主治】宽胸理气，疏膈利气，和胃降逆。主治胸腹胀满、噎膈、呕吐、心痛、梅核气。

【快速取穴】胸部，由锁骨往下数第 5 肋间，平第 5 肋间，当前正中线上即是。

【保健按摩】用拇指由上向下推中庭穴 100 次，以有酸胀感为宜，可治疗胸腹胀满、呕吐、噎嗝等胃气上逆病症。

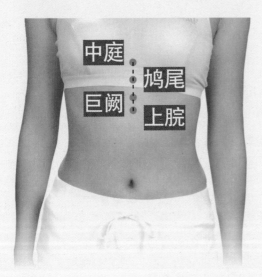

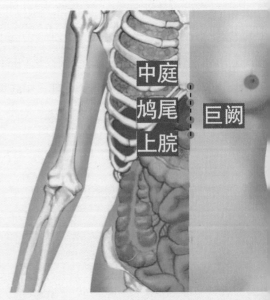

膻中　疏理胸中闷气

膻，袒露；中，中间。胸部袒露出的中间部位古称膻中，穴当其处。

【定　位】位于胸部，横平第 4 肋间隙，前正中线上。

【功效主治】利上焦，宽胸膈。主治咳嗽、气喘、胸闷、心痛、噎膈、呃逆、产后乳少、乳痈、乳癖。

【快速取穴】在胸部，由锁骨往下数第 4 肋间，平第 4 肋间，前正中线上即是。

【保健按摩】用拇指指腹按揉膻中穴，每次 3 ~ 5 分钟，每天早晚各 1 次，可治疗气喘、胸闷、心痛等。

玉堂　治乳房肿痛疗效好

玉，玉石；堂，殿堂。玉有贵重之意。穴在相当于心的部位，因其重要故比之为玉堂。

【定　位】位于胸部，横平第 3 肋间隙，前正中线上。

【功效主治】宽胸理气，止咳利咽。主治咳嗽、气喘、胸闷、胸痛、乳房胀痛、呕吐。

【快速取穴】在胸部，由锁骨往下数第 3 肋间，平第 3 肋间，当前正中线上即是。

【保健按摩】用手指指腹或指节向下按压，并做圈状按摩，可治疗呕吐、胸痛、乳房胀痛等气滞引起的疾病。

紫宫　宣肺祛痰效果佳

紫，紫色；宫，宫殿。紫宫，星名，代表帝王所居之处。穴对心的部位，心为君主之官。

【定　位】位于胸部，横平第 2 肋间隙，前正中线上。

【功效主治】宽胸止咳，清肺利咽。主治咳嗽、气喘、胸痛。

【快速取穴】在胸部，由锁骨往下数第 2 肋间，平第 2 肋间，当前正中线上即是。

【保健按摩】用中间三指按揉紫宫穴，每次 5 ~ 15 分钟，可治疗咳嗽、气喘、胸痛、支气管炎、呕吐等症。

手太阴肺经　手阳明大肠经　足阳明胃经　足太阴脾经　手少阴心经　手太阳小肠经　足太阳膀胱经　足少阴肾经　手厥阴心包经　手少阳三焦经　足少阳胆经　足厥阴肝经　督脉　任脉　奇穴

华盖 理气宽胸治咽肿

华盖在此指帝王所用的盖伞。穴位所在相当于肺脏部位；肺布心君之上，犹如心之华盖。

【定　　位】位于胸部，横平第1肋间隙，前正中线上。

【功效主治】宽胸理气，清肺化痰。主治咳嗽、气喘、胸痛、咽肿。

【快速取穴】胸部，由锁骨往下数第1肋间，平第1肋间，前正中线上即是。

【保健按摩】两手中指指腹相互叠加，用力按压华盖穴，每次3～5分钟，可治疗咳嗽、气喘、扁桃体炎等疾病。

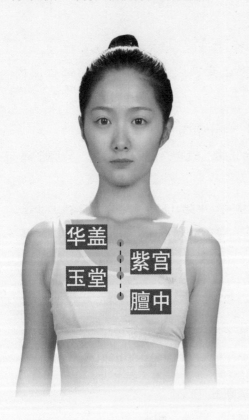

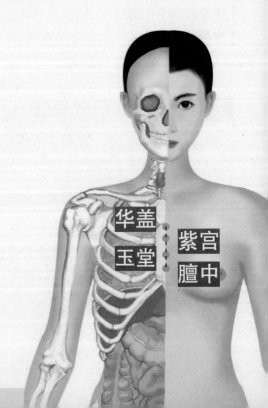

璇玑 宽胸利肺治胃积

璇，同"旋"；玑，同"机"。璇玑，为北斗星的第二至第三星，与紫宫星相对，故名。

【定　　位】位于胸部，胸骨上窝下1寸，前正中线上。

【功效主治】宽胸利肺，止咳平喘。主治咳嗽、气喘、胸痛、咽喉肿痛、积食。

【快速取穴】仰卧，从天突沿前正中线向下1横指处即是。

【保健按摩】用拇指指腹直接点压，有酸、胀、麻感觉时为宜，每次3～5分钟。可治疗咳嗽、气喘、胸痛、咽喉肿痛等病。

天突 治疗哮喘特效穴

天，天空；突，突出。穴位于气管上段，喻为肺气上通于天的部位。

【定　　位】位于颈前区，胸骨上窝中央，前正中线上。

【功效主治】宽胸理气，通利气道，降痰宣肺。主治咳嗽、哮喘、胸痛、咽喉肿痛、暴喑、瘿气、梅核气、噎膈。

【快速取穴】仰卧，由喉结直下可摸到一凹窝，中央处即是。

【保健按摩】以食指或中指指腹向胸骨方向点按天突穴，能快速缓解哮喘发作时的不适。

廉泉 口舌生疮效果佳

廉，清；泉，水泉。舌下两脉古名廉泉，在喉结上缘。廉泉靠近此脉。

【定　　位】位于颈前区，喉结上方，舌骨上缘凹陷中，前正中线上。

【功效主治】利喉舒舌，消肿止痛。主治中风失语、暴喑、吞咽困难、舌缓流涎、舌下肿痛、口舌生疮、喉痹。

【快速取穴】仰坐，从下巴沿颈前正中线向下推，喉结上方可触及舌骨体，上缘中点处即是。

【保健按摩】常用中指指腹点按廉泉穴，可防治口舌病。

承浆　延缓衰老养生穴

　　承，承受；浆，水浆。穴在颏唇正中的凹陷中，为承受从口流出的水浆之处。

【定　　位】位于面部，当颏唇沟的正中凹陷处。

【功效主治】生津敛液，舒筋活络。主治口㖞、齿龈肿痛、流涎、暴喑、癫狂。

【快速取穴】正坐仰靠，颏唇沟正中按压有凹陷处即是。

【保健按摩】以食指用力压揉承浆穴，口腔内会涌出分泌液，可防秋燥、延缓衰老、保养皮肤。

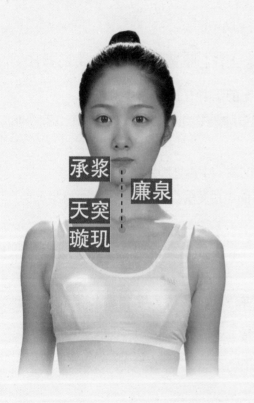

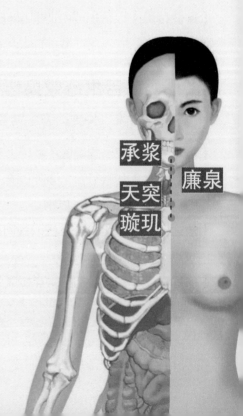

第十五章

奇穴：对症治疗，效果神奇

第一节　头颈部奇穴

四神聪　头顶疼痛特效穴

四，四个、四周；神，神志；聪，聪明。此穴一名四穴，能主治神志失调、耳目不聪等病症，故名。

【定　　位】位于头顶部，当百会前后左右各1寸，共四穴。

【功效主治】清脑明目，醒脑开窍。主治头痛、眩晕、失眠、健忘、癫狂、痫证、偏瘫、脑积水、大脑发育不全。

【快速取穴】先找百会，其前后左右各量1横指处即是，共4穴。

【保健按摩】用食指指尖点按四神聪穴各100～200次，可治疗头痛、失眠、健忘、眩晕。

当阳　头痛眩晕找当阳

当，向着；阳，阴阳之阳。穴在头前部，头前部为阳，故名。

【定　　位】位于头部，瞳孔直上，前发际上1寸。

【功效主治】疏风通络，清热明目。主治失眠、健忘、癫痫、头痛、眩晕。

【快速取穴】直视前方，沿瞳孔垂直向上，自发际直上1横指处即是。

【保健按摩】以食指指腹按压当阳穴，每次左右各1～3分钟。可改善头痛、眩晕、失眠等症状。

手太阴肺经　手阳明大肠经　足阳明胃经　足太阴脾经　手少阴心经　手太阳小肠经　足太阳膀胱经　足少阴肾经　手厥阴心包经　手少阳三焦经　足少阳胆经　足厥阴肝经　督脉　任脉　奇穴

鱼腰　打嗝不止奇效穴

　　鱼，生活在水中的脊椎动物；腰，泛指物体中部。人的眼眉状如小鱼形，穴在其中央处，故名。

【定　　位】位于额部，瞳孔直上，眉毛中。

【功效主治】镇惊安神，疏风通络。主治目赤肿痛、目翳、眼睑润动、眼睑下垂、眶上神经痛。

【快速取穴】直视前方，从瞳孔直上眉毛中即是。

【保健按摩】轻按眉中的鱼腰穴数分钟，可使打嗝停止。

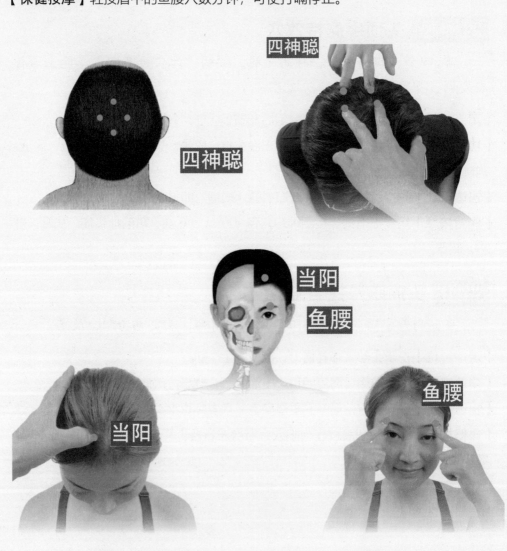

四神聪

四神聪

当阳

鱼腰

当阳

鱼腰

太阳　偏头痛特效穴

【定　　位】位于颞部，当眉梢与目外眦之间，向后约1横指的凹陷处。

【功效主治】清肝明目，通络止痛。主治感冒、失眠、健忘、癫痫、头痛、眩晕、鼻出血、目赤肿痛、三叉神经痛、面瘫、小儿感冒。

【快速取穴】眉梢与目外眦连线中点向后1横指，触及一凹陷处即是。

【保健按摩】每天临睡前及早晨醒时，用双手中指指腹按揉太阳穴，每次1～3分钟，可促进新陈代谢、健脑提神、养目护身、消除疲劳。

耳尖　可调全身百病

　　耳，指耳朵；尖，指高或顶端。耳尖穴位于耳朵耳郭的上方尖端处，故名。

【定　　位】位于耳郭的上方，当折耳向前，耳郭上方的尖端处。

【功效主治】清热祛风，解痉止痛。主治目疾、头痛、咽喉肿痛。

【快速取穴】坐位，将耳郭折向前方，耳郭上方尖端处即是。

【保健按摩】用大拇指、食指相对，用两指指尖掐按耳尖穴3～5分钟，可以治疗目赤肿痛、急性结膜炎。

球后　眼疾的特效穴

　　球，眼球；后，后方。本穴位置在眼球的后方，故名。

【定　　位】位于面部，眶下缘外1/4与内3/4交界处。

【功效主治】清热明目。主治目疾。

【快速取穴】把眼眶下缘分成4等份，外1/4处即是。

【保健按摩】用食指指尖按揉球后穴3～5分钟，每天坚持按摩，可以治眼部疾病，如近视、斜视、青光眼等。

上迎香　健鼻护鼻要穴

上，上下之上；迎，迎接；香，香味，泛指气味。穴在鼻部，大肠经迎香穴之上方，故名。

【定　　位】位于面部，鼻翼软骨与鼻甲的交界处，近鼻唇沟上端处。

【功效主治】清热散风，宣通鼻窍。主治鼻渊、鼻部疮疖。

【快速取穴】沿鼻侧鼻唇沟向上推，上端尽头凹陷处即是。

【保健按摩】用中指指尖揉按上迎香穴，每次 2 ~ 3 分钟，每天坚持，可防治鼻部疾病。

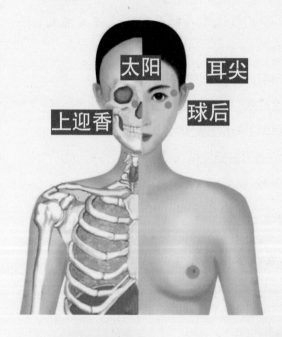

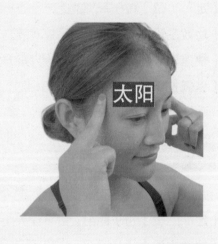

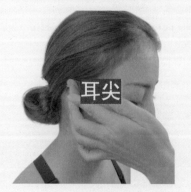

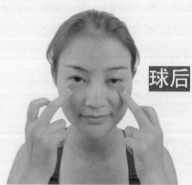

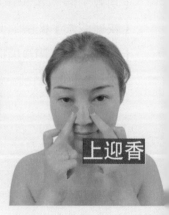

内迎香　疏风解表通鼻窍

内，内外之内；迎，迎接，迎来；香，香味，泛指气味。穴在鼻腔内，与迎香穴隔鼻翼相对，故名内迎香。

【定　　位】位于鼻孔内，鼻翼软骨与鼻甲交界的黏膜处。

【功效主治】疏风解表，宣通鼻窍。主治目赤肿痛、鼻疾、喉痹、热病、中暑、眩晕。

【快速取穴】正坐仰靠，在鼻孔内，鼻翼软骨与鼻甲交界的黏膜处即是。

【保健按摩】每天用食指指腹从外部间接按摩内迎香穴，每次1~3分钟，可以使鼻部保持通畅，预防鼻炎。

聚泉　预防味觉减退

聚，聚集；泉，泉水。穴在舌背面中缝之中点处，古人认为口腔内之津液出自此处，如泉水之汇聚，故名。

【定　　位】位于口腔内，舌背正中缝的中点处。

【功效主治】清散风热，祛邪开窍。主治舌强、舌缓、食不知味、消渴、支气管哮喘。

【快速取穴】正坐，张口伸舌，舌背正中缝的中点处即是。

【保健按摩】常用舌头向上唇内侧顶，刺激聚泉穴，可使口唇润泽，舌体灵活，维护口腔的正常功能。

海泉　预防味觉减退

【定　　位】位于口腔内，当舌下系带中点处。

【功效主治】清散风热，祛邪开窍。主治舌缓不收、重舌肿胀、喉痹、高热、单乳蛾、呕吐、呃逆、腹泻、腹痛、消渴。

【快速取穴】正坐张口，舌转卷向后方，于舌面下，舌系带中点处取穴。

【保健按摩】常用舌头在口腔内活动，刺激海泉穴，可预防口角炎、口腔溃疡等。

手太阴肺经

手阳明大肠经

足阳明胃经

足太阴脾经

手少阴心经

手太阳小肠经

足太阳膀胱经

足少阴肾经

手厥阴心包经

手少阳三焦经

足少阳胆经

足厥阴肝经

督脉

任脉

奇穴

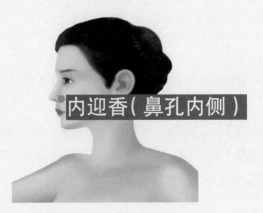

内迎香（鼻孔内侧）

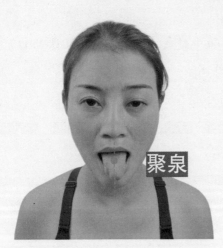

聚泉

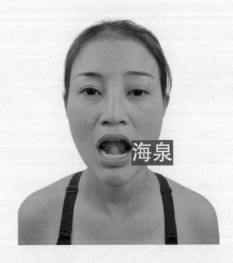

海泉

金津、玉液 前者治口疮、后者治失语

金，黄金，在此比喻贵重；津，唾液。玉，宝玉，在此亦比喻贵重；液，津液。古人以津液为贵重，故名。

【定 位】位于口腔内，舌下系带的静脉上。左侧为金津，右侧为玉液。

【功效主治】清泻热邪，生津止渴。主治舌强、舌肿、口疮、喉痹、失语、呕吐。

【快速取穴】伸出舌头，舌底面，系带左侧的静脉上是金津，右侧的静脉上是玉液。

【保健按摩】口腔疾患时点刺金津、玉液穴，有消炎止痛的作用，治疗舌炎、口角炎、口腔炎。

翳明 眼疾的特效穴

翳，羽扇，指双耳；明，明亮，指的是眼睛。本穴位于耳后，主治目疾，故名翳明。

【定 位】位于项部，当翳风后1寸。

【功效主治】明目聪耳，宁心安神。主治头痛、眩晕、失眠、目疾、耳鸣。

【快速取穴】将耳垂向后按，正对耳垂边缘凹陷处，向后1横指处即是。

【保健按摩】将食指、中指并拢，用两指指尖点揉翳明穴100次，具有明目安神的功效，每天坚持按摩可以治疗眼部疾患。

颈百劳 颈肩不适的特效穴

颈，颈部；百，基数词百，意为多；劳，虚劳。该穴有主治多种虚劳之症的作用，又因大椎亦名百劳，为示两者区别，故名颈百劳。

【定 位】位于颈部，第7颈椎棘突直上2寸，后正中线旁开1寸。

【功效主治】滋补肺阴，舒筋活络。主治颈项强痛、咳嗽、气喘、骨蒸潮热、盗汗、自汗、瘰疬。

【快速取穴】颈背交界椎骨高突处椎体，直上3横指，再旁开1横指处即是。

【保健按摩】用双手中指指腹按揉颈百劳穴，每次1~3分钟，长期坚持，可治疗支气管炎、颈椎病等疾病。

手太阴肺经
手阳明大肠经
足阳明胃经
足太阴脾经
手少阴心经
手太阳小肠经
足太阳膀胱经
足少阴肾经
手厥阴心包经
手少阳三焦经
足少阳胆经
足厥阴肝经
督脉
任脉
奇穴

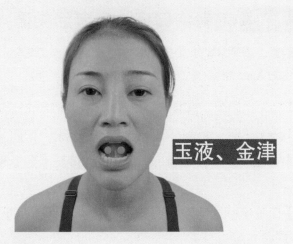

玉液、金津

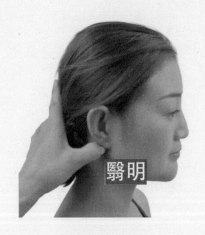

翳明

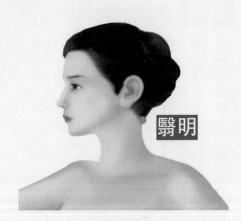

翳明

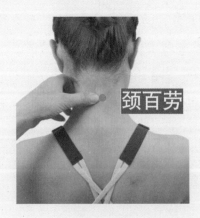

颈百劳

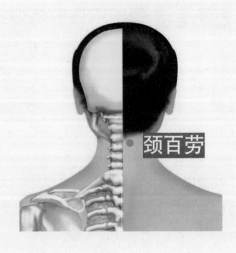

颈百劳

第二节　胸腹部奇穴

子宫　女性朋友的福穴

【定　　位】位于下腹部，脐中下4寸，前正中线旁开3寸。

【功效主治】调经理气，升提下陷。主治阴挺、月经不调、痛经、崩漏、不孕。

【快速取穴】肚脐直下5横指，旁开4横指处即是。

【保健按摩】用中指按压子宫穴，每次3～5分钟，可治疗月经不调、痛经等生殖系统疾病。

第三节　背部奇穴

定喘　即刻缓解咳喘

定，平定；喘，喘息。本穴有平定哮喘发作之功能，故名。

【定　　位】位于背部，第7颈椎棘突下，后正中线旁开0.5寸。

【功效主治】止咳平喘，通宣理肺。主治哮喘、咳嗽、肩背痛、落枕。

【快速取穴】低头，颈背交界椎骨高突处椎体，旁开半横指处即是。

【保健按摩】用大拇指指腹推按定喘穴，每次1～3分钟，可治疗哮喘久咳、肺结核等。

夹脊　心胸腹腰疾病都用它

人体的脊柱（督脉）左右两条线，将脊柱夹在中间，故名。

【定　　位】位于背腰部，当第1胸椎至第5腰椎棘突下两侧，后正中线旁开0.5寸，一侧17穴，左右共34穴。

【功效主治】调节神经，活血通络。胸部1～5夹脊穴治疗心肺、胸部及上肢疾病；胸部6～12夹脊穴治疗胃肠、脾、肝、胆疾病；腰部1～5夹脊穴治疗腰腹及下肢疾病。

【快速取穴】低头，颈背交界椎骨高突处椎体，向下推共有17个椎体，旁开半横指处即是。

【保健按摩】用双手拇指沿脊柱两侧由上至下反复推揉5分钟，可防治腰背疾病。

手太阴肺经

手阳明大肠经

足阳明胃经

足太阴脾经

手少阴心经

手太阳小肠经

足太阳膀胱经

足少阴肾经

手厥阴心包经

手少阳三焦经

足少阳胆经

足厥阴肝经

督脉

任脉

奇穴

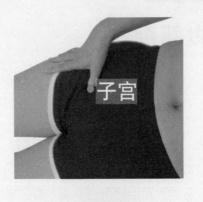

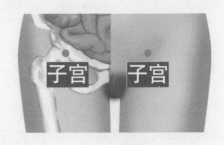

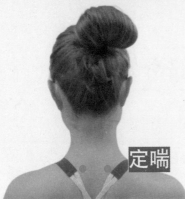

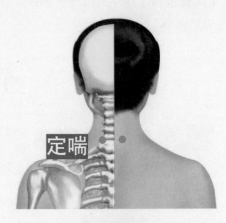

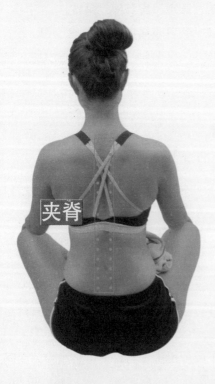

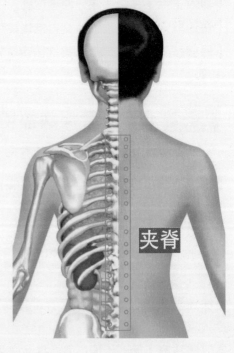

胃脘下俞 治疗糖尿病的常用穴

胃脘，中医学名词，泛指肋弓以下之腹上部。本穴能治胃脘部疼痛，故名胃脘下俞。

【定　　位】位于背部，当第8胸椎棘突下，后正中旁开1.5寸。

【功效主治】健脾和胃，理气止痛。主治胃痛、腹痛、胸胁痛、消渴。

【快速取穴】两侧肩胛下角连线与后正中线相交处向下推1个椎体，下缘旁开2横指处即是。

【保健按摩】用大拇指指腹推按胃脘下俞穴，每次2~3分钟，长期按摩，治疗消渴、胃痛等。

痞根 肝脾肿大就找它

痞，痞块、肿块；根，根部。有如截断痞块根部的作用，故名。

【定　　位】位于腰区，横平第1腰椎棘突下，后正中线旁开3.5寸。

【功效主治】消痞止痛，健脾和胃，息风止痛。主治痞块、癥瘕、疝气、腰痛。

【快速取穴】肚脐水平线与后正中线交点向上推1个椎体，在其棘突下，旁开3.5寸处即是。

【保健按摩】用按摩槌敲打痞根穴，每次3~5分钟，长期坚持，可缓解气血瘀滞引起的肝脾肿大。

腰眼 不花钱的补肾穴

腰，腰部；眼，腰椎旁边的凹陷处，形似眼窝，故名。

【定　　位】位于腰部，当第4腰椎棘突下，后正中线旁开约3.5寸凹陷中。

【功效主治】强腰健肾。主治腰痛、月经不调、带下、虚劳。

【快速取穴】俯卧，两侧髂前上棘水平线与脊柱交点旁开1横掌凹陷处即是。

【保健按摩】用手掌大鱼际着力，按揉腰眼穴，每次2~3分钟，每天坚持，可治疗坐骨神经痛、腰腿痛等。

手太阴肺经　手阳明大肠经　足阳明胃经　足太阴脾经　手少阴心经　手太阳小肠经　足太阳膀胱经　足少阴肾经　手厥阴心包经　手少阳三焦经　足少阳胆经　足厥阴肝经　督脉　任脉　奇穴

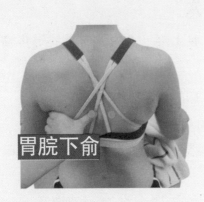

胃脘下俞

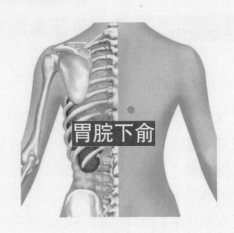

胃脘下俞

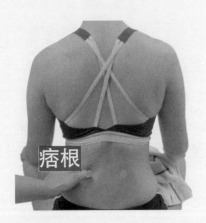

痞根

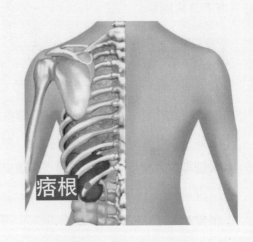

痞根

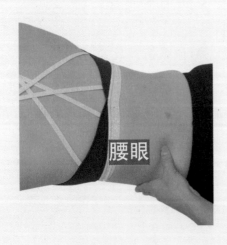

腰眼

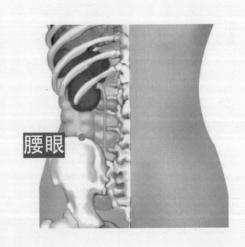

腰眼

十七椎　腰腿痛的止痛穴

中医学称第1胸椎为一椎，第5腰椎为十七椎，穴在其棘突下，故名十七椎。

【定　　位】位于腰区，第5腰椎棘突下凹陷中。

【功效主治】强腰补肾，主理胞宫。主治腰腿痛、下肢瘫痪、崩漏、月经不调、小便不利。

【快速取穴】两侧髂前上棘水平线与脊柱交点向下推1个椎体，棘突下即是。

【保健按摩】常用拇指指关节按揉十七椎穴，有利于腰部骨骼强健，预防关节疾病。

腰奇　理气调经治便秘

腰，腰部；奇，奇特。腰奇穴位于腰部，对某些腰部病症有较明显的治疗效果，故名腰奇。

【定　　位】位于骶区，尾骨端直上2寸，骶角之间凹陷中。

【功效主治】防痔疮，止便秘。主治癫痫、头痛、失眠、便秘。

【快速取穴】顺着脊柱向下触，尾骨端直上3横指凹陷处即是。

【保健按摩】用大鱼际揉按腰奇穴，以局部有酸胀感为宜，1天1次，可治疗腰脊强痛、便秘、坐骨神经痛等。

第四节　上肢部奇穴

肘尖　清热散解治痈疽

肘，肘关节；尖，高或顶端的意思。肘尖穴位于尺骨鹰嘴的尖端，故名。

【定　　位】位于肘后部，屈肘当尺骨鹰嘴的尖端。

【功效主治】散结化瘀，清热解毒。主治瘰疬、痈疽、肠痈。

【快速取穴】屈肘，摸到肘关节的最尖端处，即为肘尖穴。

【保健按摩】用手指指腹揉按肘尖穴，每次3～5分钟，可治疗痈疽、疔疮等。

手太阴肺经
手阳明大肠经
足阳明胃经
足太阴脾经
手少阴心经
手太阳小肠经
足太阳膀胱经
足少阴肾经
手厥阴心包经
手少阳三焦经
足少阳胆经
足厥阴肝经
督脉
任脉
奇穴

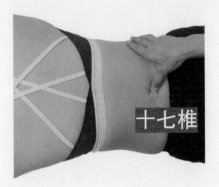

十七椎

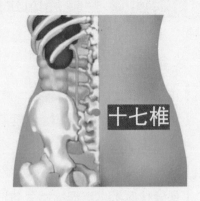

十七椎

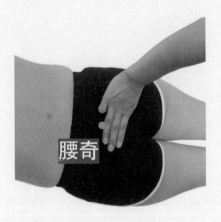

腰奇

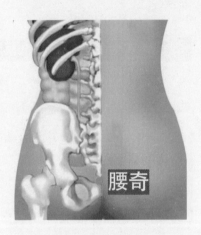

腰奇

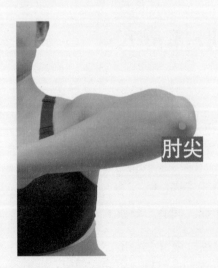

肘尖

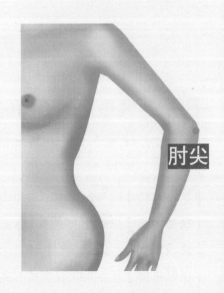

肘尖

二白　痤疮脱肛奇效穴

二，指数量；白，白色、明亮。本穴位于桡侧腕屈肌腱的两侧，此处肉嫩皮白，一侧有二穴，故名二白。

【定　　位】位于前臂前区，腕掌侧远端横纹上4寸，桡侧腕屈肌腱的两侧，一肢2穴。

【功效主治】调和气血，提肛消痔。主治痔疾、脱肛、前臂痛、胸胁痛。

【快速取穴】握拳，拇指侧一筋凸起，腕横纹直上3横指处与筋交点两侧即是。

【保健按摩】用大拇指指腹揉按二白穴，每次2～3分钟，1天1次，可治疗前臂痛、胸胁痛等。

中泉　理气宽胸治胸闷

中，中间；泉，水始出的地方。本穴位于体表，好像泉水涌出，故名。

【定　　位】位于腕背侧横纹中，指总伸肌腱桡侧的凹陷处。

【功效主治】宽胸理气，和胃止痛。主治胸胁胀痛、咳嗽、气喘、心痛、胃脘疼痛、掌中热。

【快速取穴】手用力撑开，总伸肌腱与腕背横纹交点靠拇指侧的凹陷处即是。

【保健按摩】用大拇指指腹揉按中泉穴，每次2～3分钟，1天1次，可缓解和治疗胸闷、中风等。

中魁　治胃病的良药

中，正中心；魁，首或第一。首为阳，尾为阴，故名中魁。

【定　　位】位于手指，中指背面，近侧指间关节的中点处。

【功效主治】疏通活络，降逆和胃。主治噎膈、呕吐、食欲不振、呃逆。

【快速取穴】中指背侧靠近心脏端的指间关节中点处即是。

【保健按摩】用大拇指指腹按揉中魁穴，每次3～5分钟，每天坚持，可治疗消化不良、食欲不振等。

手太阴肺经

手阳明大肠经

足阳明胃经

足太阴脾经

手少阴心经

手太阳小肠经

足太阳膀胱经

足少阴肾经

手厥阴心包经

手少阳三焦经

足少阳胆经

足厥阴肝经

督脉

任脉

奇穴

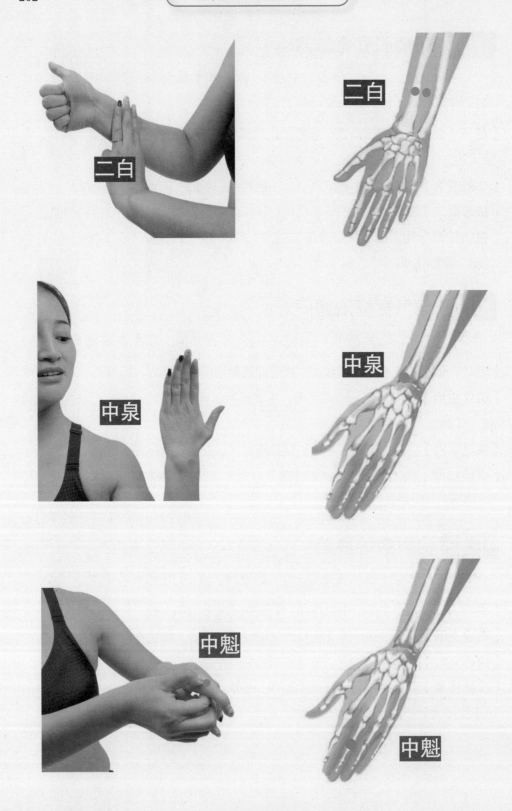

二白

二白

中泉

中泉

中魁

中魁

大骨空 治目翳目痛就靠它

【定　　位】位于手指，拇指背面，指间关节的中点处。

【功效主治】退翳明目。主治目痛、迎风流泪、目翳、吐泻、衄血。

【快速取穴】抬臂俯掌，拇指指关节背侧横纹中点处即是。

【保健按摩】急性鼻出血、急性胃肠炎发作时，可用拇指指尖掐按大骨空穴，每次3～5分钟。

小骨空 治目赤肿痛就靠它

【定　　位】位于手指，小指背面，近侧指间关节的中点处。

【功效主治】明目止痛。主治眼肿痛、咽喉炎、掌指关节痛、吐泻。

【快速取穴】小指背侧第2指骨关节横纹中点处即是。

【保健按摩】用拇指指腹揉按小骨空穴，每次3～5分钟，可治疗掌指关节痛。

腰痛点 化瘀止痛治扭伤

腰，腰部；痛，疼痛；点，很小的部位。此穴能缓解治疗腰痛，故名。

【定　　位】位于手背，第2、第3掌骨及第4、第5掌骨之间，腕背侧横纹远端与掌指关节中点处，一手2穴。

【功效主治】舒筋通络，化瘀止痛。主治急性腰扭伤、手背红肿疼痛、头痛、耳鸣。

【快速取穴】手背第2、第3掌骨间，第4、第5掌骨间，掌骨长度中点处即是。

【保健按摩】用拇指指尖按揉腰痛点穴，每次3～5分钟，可治疗耳鸣、头痛等症。

外劳宫 孩子的肠胃不好找此穴

穴居手背，正对掌心劳宫穴，故名。

【定　　位】位于手背，第2、第3掌骨间，掌指关节后0.5寸（指寸）凹陷中。

【功效主治】祛风通络，活血止痛。主治落枕、手臂肿痛、脐风。

【快速取穴】手背第2、第3掌骨间从掌指关节向后半横指处即是。

【保健按摩】用人拇指指尖顺时针按揉外劳宫穴，每次3～5分钟，每天按摩，可以缓解手背红肿疼痛、腹痛、腹泻等。

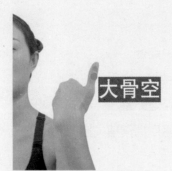
大骨空

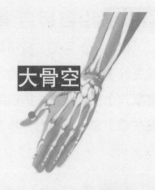
大骨空

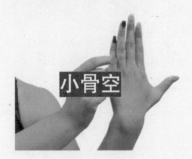
小骨空

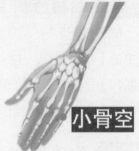
小骨空

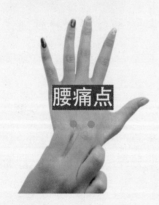
腰痛点

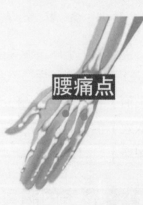
腰痛点

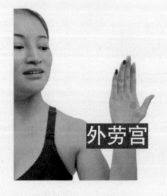
外劳宫

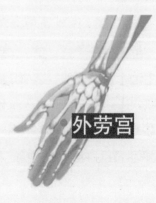
外劳宫

八邪　清热解毒治手麻

八，指数量，双手手背共有 8 个穴位点；邪，指的是邪气，疏通局部气血，预防各种致病因素入侵身体，故名"八邪"。

【定　　位】位于手背侧，微握拳，第 1～5 指间，指蹼缘后方赤白肉际处，左右共 8 穴。

【功效主治】祛风通络，清热解毒。主治手背肿痛、手指麻木、烦热、目痛、毒蛇咬伤。

【快速取穴】手背，第 1～5 指间，各手指根部之间，皮肤颜色深浅交界处即是。

【保健按摩】用大拇指指尖微用力压揉各 50 次，每天坚持，可治疗手指关节疾病、手指麻木等。

四缝　消宿食的特效穴

四，除拇指外其余 4 指均有一个穴位点；缝，是指指骨关节横纹缝。一手 4 穴，故名。

【定　　位】位于第 2～5 指掌侧，近端指关节的中央，一手 4 穴，左右共 8 穴。

【功效主治】消食导滞，祛痰化积。主治小儿疳积、百日咳。

【快速取穴】手掌侧，第 2～5 指近指关节中点即是。

【保健按摩】用大拇指指尖掐揉四缝穴，每穴掐揉 2～3 分钟，长期掐揉，可以治疳积、呃逆、胃脘痛、哮喘、中暑。

十宣　通脑健髓退高热

十，数字；宣，显露、疏通。两手 10 穴，能宣散风热，通关开窍，故名。

【定　　位】位于十指尖端，距指甲游离缘 0.1 寸（指寸），左右共 10 穴。

【功效主治】清热开窍醒神。主治昏迷、中暑、癫痫、高热、手指麻木。

【快速取穴】仰掌，十指微屈，手十指尖端，指甲游离缘尖端处即是。

【保健按摩】用拇指指甲用力反复重掐十宣穴，以有酸痛感为宜，刺激总时间每次不超过 5 分钟，治疗脑神经衰弱头痛、抑郁症、失眠。

手太阴肺经

手阳明大肠经

足阳明胃经

足太阴脾经

手少阴心经

手太阳小肠经

足太阳膀胱经

足少阴肾经

手厥阴心包经

手少阳三焦经

足少阳胆经

足厥阴肝经

督脉

任脉

奇穴

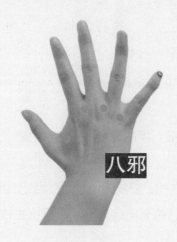
八邪

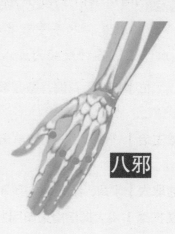
八邪

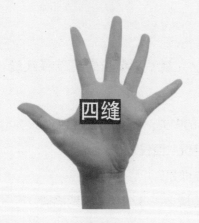
四缝

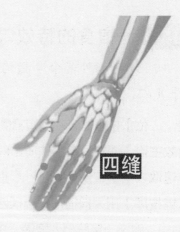
四缝

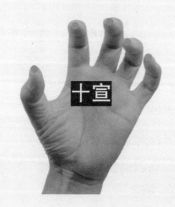
十宣

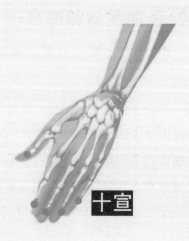
十宣

第五节 下肢奇穴

髋骨 祛风湿的要穴

髋，指髋骨，组成盆骨之大骨；骨，骨头。此为中医学名词命名之穴名。

【定　　位】位于膝前区，髌底中点的上方凹陷中。

【功效主治】通利关节，祛风除湿，活络止痛。主治膝痛、足胫无力、瘫痪。

【快速取穴】先在髌骨外上缘上 3 横指取梁丘穴，在梁丘两侧各 2 横指处即是。

【保健按摩】将大拇指指尖按揉髋骨穴 100 ~ 200 次，长期坚持按摩，可防治中风偏瘫等。

鹤顶 祛风湿的要穴

主治鹤膝风，又居膝髌上方似鹤膝之顶，故名。

【定　　位】位于膝前区，髌底中点的上方凹陷中。

【功效主治】祛风除湿，活络止痛。主治鹤膝风、膝关节酸痛、腿足无力。

【快速取穴】膝部，髌骨上缘正中凹陷处即是。

【保健按摩】用大拇指指腹按揉 3 ~ 5 分钟，长期按摩，可缓解膝痛、腿痛、脚气等。

百虫窝 皮肤瘙痒症的克星

百，指数量很多；虫，指身体内的虫子（蛔虫）；窝，指虫窝。本穴可以治疗因各种虫邪所引起的疾病，故名。

【定　　位】屈膝，在大腿内侧，髌底内侧端上 3 寸，即血海上 1 寸。

【功效主治】祛风活血，驱虫止痒。主治虫积、风湿痒疹、下部生疮。

【快速取穴】屈膝，血海穴上 1 横指处即是。

【保健按摩】用大拇指指腹按揉百虫窝穴 200 ~ 300 次，长期按摩，可治疗膝关节病、下肢痿痹。

手太阴肺经
手阳明大肠经
足阳明胃经
足太阴脾经
手少阴心经
手太阳小肠经
足太阳膀胱经
足少阴肾经
手厥阴心包经
手少阳三焦经
足少阳胆经
足厥阴肝经
督脉
任脉
奇穴

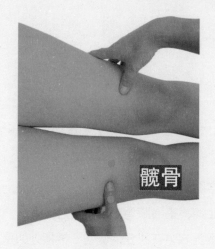

髋骨

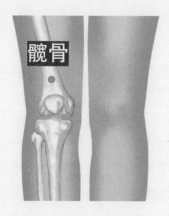

髋骨

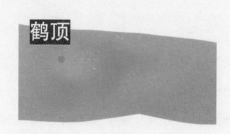

鹤顶

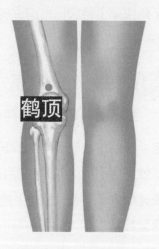

鹤顶

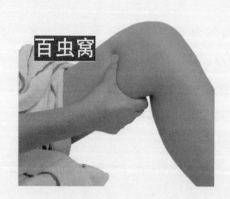

百虫窝

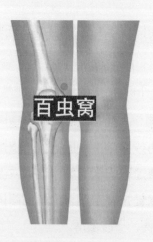

百虫窝

内膝眼　治疗膝关节疼痛的特效穴

膝关节之髌骨下两侧有凹陷，形如眼窝，故称膝眼，其穴在内侧者名内膝眼。

【定　　位】位于膝部，髌韧带内侧凹陷处的中央。

【功效主治】活血通络，疏利关节。主治膝痛、腿痛、脚气。

【快速取穴】坐位微伸膝关节，膝盖下内侧凹窝即是。

【保健按摩】用大拇指指腹按揉内膝眼穴，每次 3 ~ 5 分钟，长期按摩，可缓解膝痛、腓肠肌痉挛等。

胆囊　解决胆石症要穴

本穴可以诊断出胆囊疾病，对胆囊疾病也有很好的治疗效果，故名。

【定　　位】位于小腿外侧，腓骨小头直下 2 寸。

【功效主治】疏肝利胆。主治急慢性胆囊炎、胆石症、胆道蛔虫症、下肢痿痹。

【快速取穴】小腿外侧上部，阳陵泉穴直下 3 横指处即是。

【保健按摩】将食指中指并拢，用两指指腹按揉胆囊穴，每次 3 ~ 5 分钟，长期按摩，可以防治胆囊炎、胆结石、胆绞痛。

阑尾　阑尾炎的奇效穴

本穴有诊断和治疗阑尾炎的作用，故名。

【定　　位】位于小腿前侧上部，当犊鼻下 5 寸，胫骨前缘旁开 1 横指。

【功效主治】清热解毒，化瘀通腑。主治急慢性阑尾炎、消化不良、下肢痿痹。

【快速取穴】小腿前侧上部，当犊鼻下 5 寸，胫骨前缘旁开 1 横指。

【保健按摩】将食指中指并拢，用两指指腹按揉阑尾穴，每次 3 ~ 5 分钟，每天坚持按摩，可以治疗阑尾炎、肠炎、消化不良。

手太阴肺经　手阳明大肠经　足阳明胃经　足太阴脾经　手少阴心经　手太阳小肠经　足太阳膀胱经　足少阴肾经　手厥阴心包经　手少阳三焦经　足少阳胆经　足厥阴肝经　督脉　任脉　奇穴

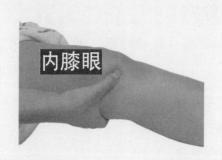

内膝眼

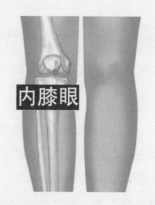

内膝眼

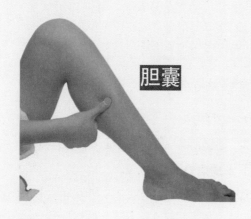

胆囊

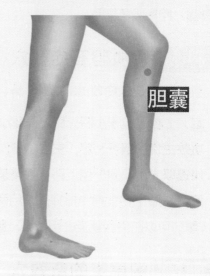

胆囊

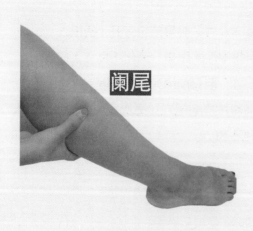

阑尾

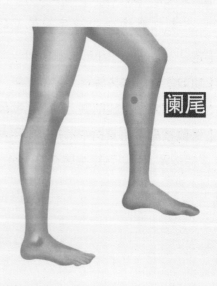

阑尾

内踝尖 清热解毒治转筋

【定　　位】位于足内侧面，内踝凸起处。

【功效主治】清热解毒。主治牙痛、乳蛾、小儿不语、霍乱转筋。

【快速取穴】正坐垂足，内踝之最高点处即是。

【保健按摩】用大拇指指腹微用力按揉内踝尖穴，每次 3 ~ 5 分钟，每天坚持按摩，可以治疗腓肠肌痉挛、牙痛、小儿不语。

外踝尖 舒筋通络治牙痛

【定　　位】位于足外侧面，外踝凸起处。

【功效主治】舒经活络。主治脚趾拘急、踝关节肿痛、脚气、齿痛。

【快速取穴】正坐垂足，外踝之最高点处即是。

【保健按摩】用大拇指指腹微用力按揉外踝尖穴，每次 3 ~ 5 分钟，每天坚持按摩，可以治疗腓肠肌痉挛、牙痛。

八风 活血消肿治蛇毒

本穴共有八处，原治脚弱风气之疾，故名。

【定　　位】位于足背侧，第 1 ~ 5 趾间，趾蹼缘后方赤白肉际处，一足 4 穴，左右共 8 穴。

【功效主治】祛风通络，活血消肿。主治足跗肿痛、趾痛、毒蛇咬伤、脚气。

【快速取穴】足背 5 趾各趾间缝纹头尽处即是，一侧 4 穴。

【保健按摩】以手指指腹或指节向下按压，并做圈状按摩，可以促进足部血液循环，预防足部肿痛。

手太阴肺经　手阳明大肠经　足阳明胃经　足太阴脾经　手少阴心经　手太阳小肠经　足太阳膀胱经　足少阴肾经　手厥阴心包经　手少阳三焦经　足少阳胆经　足厥阴肝经　督脉　任脉　奇穴

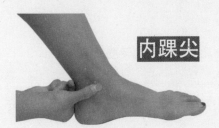

内踝尖

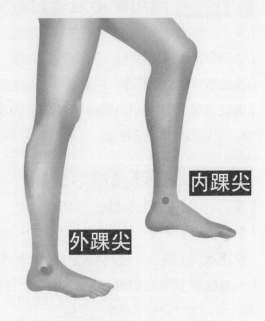

内踝尖

外踝尖

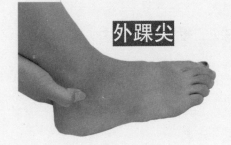

外踝尖

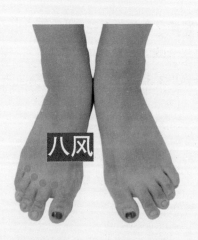

八风

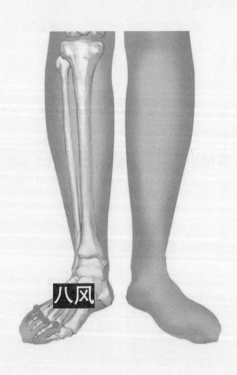

八风

独阴 有效缓解心绞痛

独，1个；阴，阴阳之阴，下为阴。穴在足第2趾的跖侧远端趾间关节的中点。而足趾下面只有此1穴，故名。

【定　位】位于足底，第2趾的跖侧远端趾间关节的中点。

【功效主治】息风止痛，调理冲任，调经止带。主治胞衣不下、月经不调、疝气、胸胁痛、卒心痛。

【快速取穴】仰足，第2足趾掌面远端趾关节横纹中点处即是。

【保健按摩】用大拇指指尖掐按独阴穴，每次1~2分钟，每天坚持掐揉，可以缓解治疗疝气、胃痛、月经不调等。

气端 中风急救用气端

气，元气；端，顶端或前端。本穴位于10个脚趾尖端，元气由本穴开始向上运输，故名。

【定　位】位于足十趾尖端，距趾甲游离缘0.1寸，左右两侧共10穴。

【功效主治】开窍苏厥，通络止痛。主治中风急救、脑出血、足趾麻木、足背红肿、足痛、脚气。

【快速取穴】正坐垂足，双足10趾尖端趾甲游离尖端即是。

【保健按摩】用大拇指指尖对趾尖，微用力掐揉100次，每天坚持掐揉，可以缓解脚气、足痛、中风等。

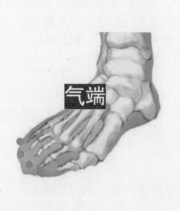
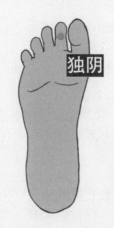
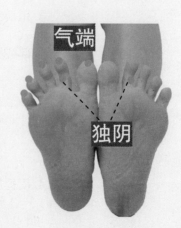

第十六章

常见病

特效按摩法

颈椎病

【典型症状】颈背疼痛、上肢无力、手指发麻、头晕等。

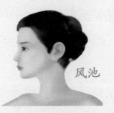

1.用双手拇指持续往上点按风池穴1～3分钟，力度以局部酸胀为宜。

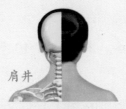

2.用双手拇指按压肩井穴1～3分钟，力度以局部酸胀为宜。

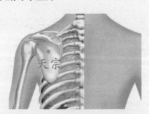

3.用两手拇指指腹按揉天宗穴1～3分钟，力度以局部酸胀为宜。

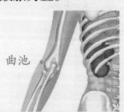

4.用拇指指腹按揉曲池穴1～3分钟，左右手交替进行。

肩周炎

【典型症状】肩周疼痛、活动受限、患侧怕冷。

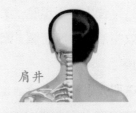

1.用拇指按压肩井穴1～3分钟，力度适中。

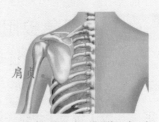

2.用拇指点按肩贞穴30～50次，力度适中。

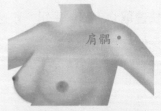

3.用拇指点按肩髃穴30～50次，力度适中。

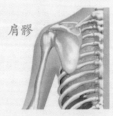

4.用拇指点按肩髎穴30～50次，力度适中。

手臂疼痛

【典型症状】局部疼痛、功能障碍、肌肉痉挛。

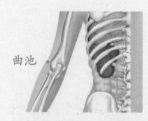

1.用拇指指腹按揉曲池穴，每次1~3分钟，力度适中，以出现酸胀感为佳。

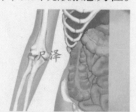

2.用拇指点按尺泽穴30~50次，左右手交替进行。

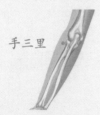

3.用拇指指腹按揉手三里穴1~3分钟，力度适中。

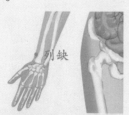

4.用拇指轻揉列缺穴30秒，然后用拇指和食指掐按1分钟。

腰肌劳损

【典型症状】持续性疼痛、酸胀、肌肉硬结、功能障碍等。

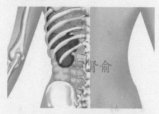

1.用双手拇指按揉肾俞穴3~5分钟，以出现酸胀感为佳。

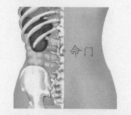

2.用拇指按揉命门穴3~5分钟，以出现酸胀感为佳。

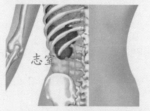

3.用双手拇指按揉志室穴3~5分钟，以出现酸胀感为佳。

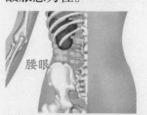

4.用双手拇指按揉腰眼穴3~5分钟，以出现酸胀感为佳。

腕关节扭伤

【典型症状】腕部肿胀疼痛、活动受限、动辄加剧、局部压痛。

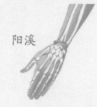

1.用拇指指尖垂直掐按阳溪穴1~3分钟。

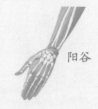

2.用拇指指腹按压阳谷穴1~3分钟。

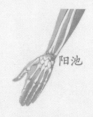

3.用拇指指腹按压阳池穴1~3分钟。

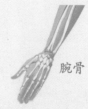

4.用拇指点按腕骨穴约1分钟，左右手交替进行。

踝关节扭伤

【典型症状】疼痛、肿胀、充血、步态改变。

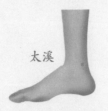

1.用拇指点压太溪穴30秒，随即按揉1～3分钟，以出现酸胀感为佳。

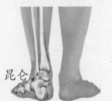

2.用拇指指腹自上而下推按昆仑穴2分钟。

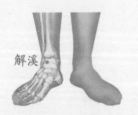

3.用拇指点压解溪穴大约30秒，然后松开5秒，反复操作。

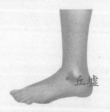

4.用拇指点压丘墟穴30秒，随即按揉1～3分钟，以出现酸胀感为佳。

膝关节痛

【典型症状】膝关节疼痛、压痛、活动受限。

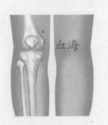

1.用拇指点揉血海穴3分钟，力量适中。

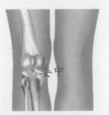

2.用两手拇指端按压两侧委中穴3分钟，力度以稍感酸痛为宜。

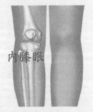

3.用双手拇指、食指点揉内膝眼穴1分钟，力度以稍感酸胀为宜。

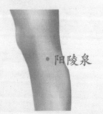

4.用拇指指腹按揉阳陵泉穴约3～5分钟，力度适中。

腰背痛

【典型症状】腰背部疼痛、起步艰难。

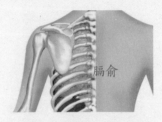

1.用双手拇指按揉膈俞穴3～5分钟，以出现酸胀感为佳。

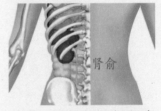

2.用双手拇指按揉肾俞穴3～5分钟，以出现酸胀感为佳。

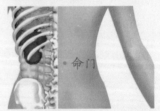

3.用拇指按揉命门穴3～5分钟，以出现酸胀感为佳。

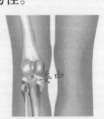

4.用两手拇指端按压委中穴3～5分钟，力度以稍感酸痛为宜。

神经衰弱

【典型症状】乏力、容易疲劳、失眠、记忆不佳。

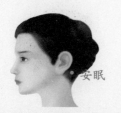

1.用双手拇指点揉安眠穴3～5分钟，以出现酸胀感为佳。

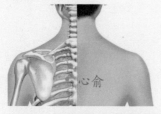

2.用双手拇指按揉心俞穴3～5分钟，以出现酸胀感为佳。

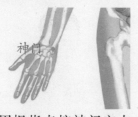

3.用拇指点按神门穴大约1分钟，左右手交替进行。

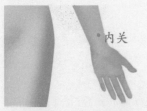

4.用拇指点按内关穴约1分钟，以局部感到酸胀为佳。

失眠

【典型症状】入睡困难、易醒、再入睡困难。

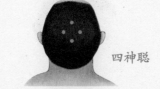

1.用双手的食指和中指分别对准四神聪穴，持续点揉约2分钟。

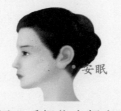

2.用双手拇指点揉安眠穴3～5分钟，以出现酸胀感为佳。

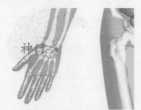

3.用拇指点按神门穴大约1分钟，左右手交替进行。

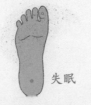

4.用拇指朝足跟的方向推按失眠穴3分钟，以出现酸胀感为佳。

心悸

【典型症状】心中悸动、惊惕不安、胸闷、眩晕、耳鸣等。

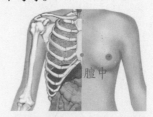

1.用拇指自下而上推膻中穴约2分钟，以出现酸胀感为佳。

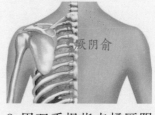

2.用双手拇指点揉厥阴俞穴3～5分钟，以出现酸胀感为佳。

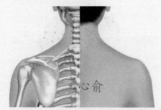

3.用双手拇指按揉心俞穴3～5分钟，以出现酸胀感为佳。

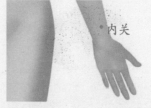

4.用拇指或食指点按内关穴约1分钟，以感到酸胀为佳。

眩晕

【典型症状】以倾倒的感觉为主，常伴有恶心、呕吐、出冷汗等。

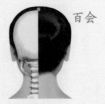

1. 用拇指按压百会穴约30秒，随后按揉2分钟。

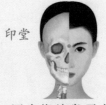

2. 用中指从鼻子向额头方向推抹印堂穴约2分钟，以感到酸胀感为佳。

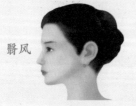

3. 用中指按揉左右翳风穴3～5分钟。

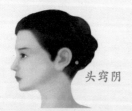

4. 用两手拇指同时着力，按压头窍阴穴1分钟。

偏头痛

【典型症状】偏侧搏动性头痛，伴恶心及呕吐等。

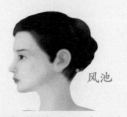

1. 用拇指指腹用力环行按揉风池穴5分钟。

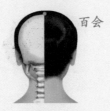

2. 用拇指按压百会穴约30秒，随后按揉2分钟。

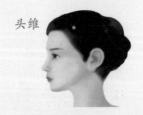

3. 用拇指按揉头维穴3～5分钟，以感到酸胀感为佳。

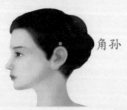

4. 用拇指按揉角孙穴3～5分钟，以感到酸胀感为佳。

感冒

【典型症状】鼻塞、流涕、喷嚏、头痛、恶寒、发热等。

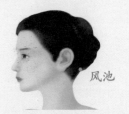

1. 用拇指指腹用力环行按揉风池穴5分钟。

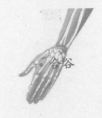

2. 用拇指垂直按合谷穴3～5分钟，以感到酸胀感为佳。

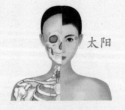

3. 用双手中指揉按太阳穴3～5分钟，以感到酸胀感为佳。

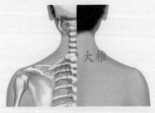

4. 用拇指指腹用力按揉大椎穴5分钟。

咳嗽

【典型症状】咳痰、胸痛、咯血、打喷嚏、流涕、咽部不适、气促等。

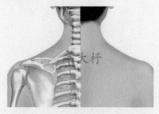

1.用两手拇指轻轻按揉大杼穴约2分钟，以局部发热为度。

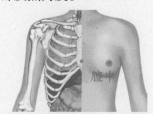

2.用拇指自下而上推膻中穴约2分钟，以出现酸胀感为佳。

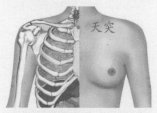

3.用中指点按天突穴约2分钟，力度以不影响呼吸为宜。

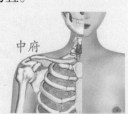

4.两手拇指轻轻按揉中府穴3~5分钟，以局部出现酸胀感、向肺部放射为佳。

胃痛

【典型症状】胃部胀痛、食欲不振、泛酸等。

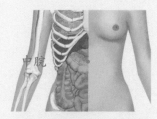

1.用拇指指腹按压中脘穴约30秒，然后再按揉约2分钟。

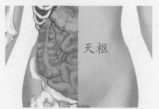

2.用拇指指腹按压天枢穴约30秒，然后再按揉约2分钟。

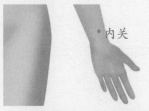

3.用拇指点按内关穴约1分钟，以局部感到酸胀并向腕部和手放射为佳。

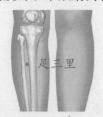

4.用拇指按揉足三里穴3~5分钟，以出现酸胀感为佳。

腹痛

【典型症状】腹部疼痛，可伴随发热、呕吐、腹泻、咳嗽等。

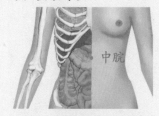

1.用拇指指腹按压中脘穴约30秒，然后再按揉约2分钟。

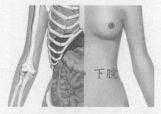

2.用拇指指腹按压下脘穴约30秒，然后再按揉约2分钟。

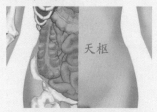

3.用拇指指腹按压天枢穴约30秒，然后再按揉约2分钟。

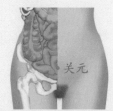

4.用拇指指腹按压关元穴约30秒，然后再按揉约2分钟。

慢性腹泻

【典型症状】大便次数增多、纳差、偶有腹痛、乏力、面色萎黄等。

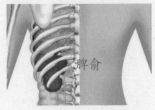

1. 用两手拇指按揉脾俞穴 3～5 分钟。

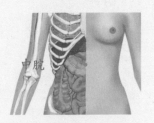

2. 用拇指指腹按压中脘穴约 30 秒，然后再按揉约 2 分钟。

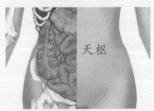

3. 用拇指指腹按压天枢穴约 30 秒，然后再按揉约 2 分钟。

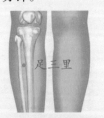

4. 用拇指指腹按揉足三里穴 3～5 分钟，以局部出现酸胀感为佳。

便秘

【典型症状】排便间隔时间过长、粪质干结、排便艰难等。

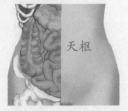

1. 用拇指指腹按压天枢穴约 30 秒，然后再按揉约 2 分钟。

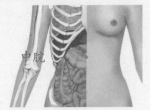

2. 用拇指指腹按压中脘穴约 30 秒，然后再按揉约 2 分钟。

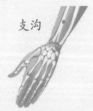

3. 用拇指指腹按压支沟穴约 30 秒，然后再按揉约 2 分钟。

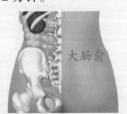

4. 用拇指指腹按揉大肠俞穴约 2 分钟，以局部出现酸胀感为佳。

高血压

【典型症状】头痛、头晕、耳鸣、健忘、失眠、心悸等。

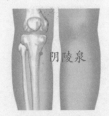

1. 用拇指按揉阴陵泉穴 3～5 分钟，以局部出现酸胀感为佳。

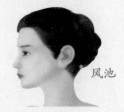

2. 用拇指指腹用力环行按揉风池穴 3～5 分钟。

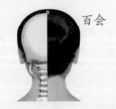

3. 用拇指按压百会穴约 30 秒，随后按揉 2 分钟。

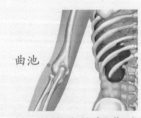

4. 用拇指指腹按揉曲池穴 3～5 分钟，力度适中，以出现酸胀感为佳。

低血压

【典型症状】头晕、耳鸣、目眩、疲倦、食欲不振、自汗、盗汗等。

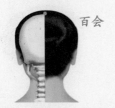

1. 用拇指按压百会穴约30秒，随后按揉2分钟。

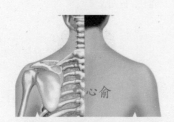

2. 用双手拇指按揉心俞穴3～5分钟，以局部出现酸胀感为佳。

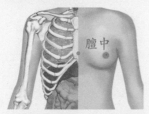

3. 用拇指自下而上推膻中穴约2分钟，以局部出现酸胀感为佳。

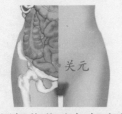

4. 用拇指指腹轻轻点按关元穴约2分钟，以局部出现酸胀感为佳。

过敏性鼻炎

【典型症状】鼻塞、流清水涕、鼻痒、喉部不适、咳嗽等。

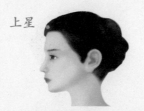

1. 用拇指按揉上星穴3～5分钟，以局部出现酸胀感为佳。

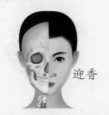

2. 用双手食指指腹轻轻按揉迎香穴3～5分钟，以出现酸胀感为佳。

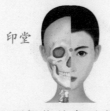

3. 用拇指从鼻子向额头方向推擦印堂穴约2分钟，以出现酸胀感为佳。

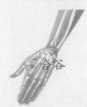

4. 用拇指垂直往下按压合谷穴30次，以出现酸、麻、胀感为佳。

牙痛

【典型症状】牙龈红肿、遇冷或热刺激疼痛、面颊部肿胀等。

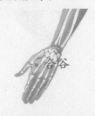

1. 用拇指掐按合谷穴50次，以出现酸胀感为佳。

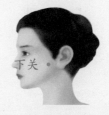

2. 用中指或食指指腹按揉下关穴1分钟，以出现酸胀感为佳。

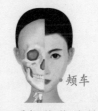

3. 用双手拇指指腹按揉颊车穴1分钟，适当用力，以出现酸胀感为佳。

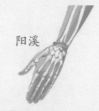

4. 用拇指点按阳溪穴30秒，随后按揉2分钟。

咽痛

【典型症状】咽部干燥、烧灼感，后出现疼痛，吞咽时更甚，口水增多。

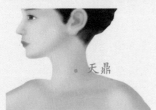
天鼎

1. 用拇指点按天鼎穴1~3分钟，以不感到难受为佳。

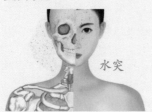
水突

2. 用拇指点按水突穴1~3分钟，以不感到难受为佳。

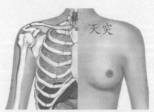
天突

3. 用中指点按天突穴约2分钟，力度以不影响呼吸为宜。

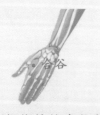
合谷

4. 用拇指掐按合谷穴50次，以出现酸胀感为佳。

耳鸣

【典型症状】单侧或双侧耳内有各种各样、音调高低不等的声音。

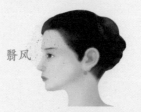
翳风

1. 用两手拇指按在翳风穴上，食指按在听宫穴上，按揉3~5分钟。

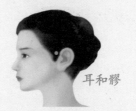
耳和髎

2. 双手中指点按耳和髎穴30秒，随后按揉2分钟，以出现酸胀感为佳。

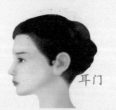
耳门

3. 用双手拇指相对用力按压耳门穴30秒，然后自上而下推耳前20次。

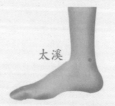
太溪

4. 用拇指点压太溪穴30秒，随后按揉2分钟。

三叉神经痛

【典型症状】面部三叉神经分布区域内反复发作的、阵发性剧痛。

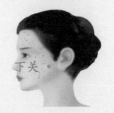
下关

1. 用双手中指或食指指腹按揉下关穴1分钟，适当用力。

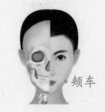
颊车

2. 用双手拇指指腹按揉颊车穴1分钟，以出现酸胀感为佳。

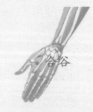
合谷

3. 用拇指掐按合谷穴50次，以出现酸胀感为佳。

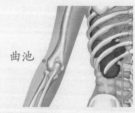
曲池

4. 用拇指按揉曲池穴3~5分钟，以局部出现酸胀感为佳。

风湿痛

【典型症状】头痛发热、身重、小便不利、骨节酸痛、不能屈伸等。

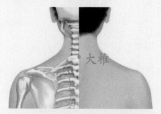

1. 用拇指按揉大椎穴3～5分钟，以局部出现酸胀感为佳。

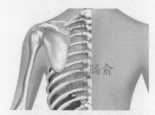

2. 用拇指指腹按揉膈俞穴3～5分钟，以局部出现酸胀感为佳。

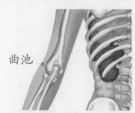

3. 用拇指按揉曲池穴3～5分钟，以局部出现酸胀感为佳。

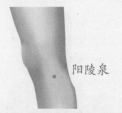

4. 用拇指按揉阳陵泉穴3～5分钟，以局部出现酸胀感为佳。

尿频

【典型症状】小便次数增多，但无疼痛。

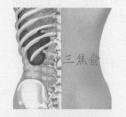

1. 用双手拇指按揉三焦俞穴3～5分钟，以局部出现酸胀感为佳。

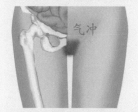

2. 用双手拇指按揉气冲穴3～5分钟，以局部出现酸胀感为佳。

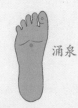

3. 用拇指从足跟通过涌泉穴搓向足尖约1分钟，然后按揉约1分钟。

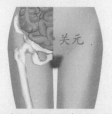

4. 用拇指指腹轻轻点按关元穴约2分钟，以局部出现酸胀感为佳。

痔疮

【典型症状】肿胀、疼痛、瘙痒、流水、出血等。

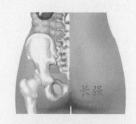

1. 用拇指轻轻点按揉长强穴约2分钟，以局部出现酸胀感为佳。

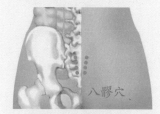

2. 用手掌掌面着力，推擦八髎穴5～10分钟。

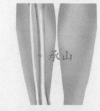

3. 用两手拇指指端点按两侧承山穴20次，力度以稍感酸痛为宜。

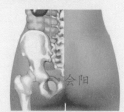

4. 用双手拇指按揉会阳穴3～5分钟，以局部出现酸胀感为佳。

痛经

【典型症状】小腹及腰部疼痛，甚至剧痛难忍，头面冷汗淋漓等。

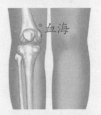

1.用拇指按揉血海穴3～5分钟，以局部出现酸胀感为佳。

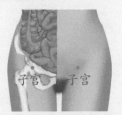

2.用双手拇指按压两旁子宫穴5分钟，以腹腔内有热感为最佳。

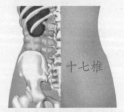

3.用拇指指关节按揉十七椎穴3～5分钟。

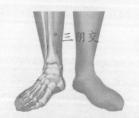

4.用拇指按揉三阴交穴3～5分钟，以局部出现酸胀感为佳。

月经不调

【典型症状】时间提前或延后、量或多或少，并伴有头晕、心胸烦闷等。

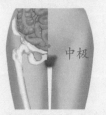

1.用拇指按揉中极穴3～5分钟，以局部出现酸胀感为佳。

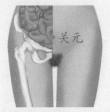

2.用拇指指腹轻轻点按关元穴约2分钟。

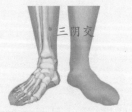

3.用拇指按揉三阴交穴3～5分钟，以局部出现酸胀感为佳。

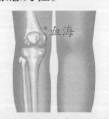

4.用拇指按揉血海穴3～5分钟，以局部出现酸胀感为佳。

带下病

【典型症状】阴道分泌物增多，色黄或色红或带血，气味腥臭。

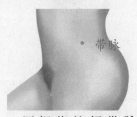

1.用拇指按揉带脉穴3～5分钟，以局部出现酸胀感为佳。

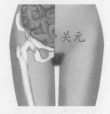

2.用拇指指腹轻轻点按关元穴约2分钟。

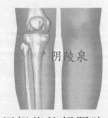

3.用拇指按揉阴陵泉穴3～5分钟，以局部出现酸胀感为佳。

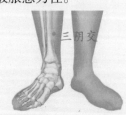

4.用拇指按揉三阴交穴3～5分钟，以局部出现酸胀感为佳。

急性乳腺炎

【典型症状】单侧或双侧乳房局部肿胀疼痛、硬结肿块、排乳困难等。

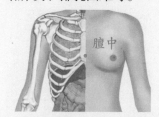

1. 用拇指自下而上推膻中穴约2分钟，以局部出现酸胀感为佳。

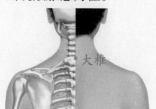

2. 用拇指按揉大椎穴3～5分钟，以局部出现酸胀感为佳。

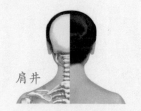

3. 用双手拇指按压肩井穴1分钟，然后按揉约2分钟。

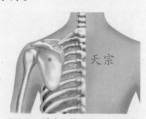

4. 用双手拇指按压天宗穴1分钟，然后按揉约2分钟。

乳腺增生

【典型症状】乳房疼痛及乳房肿块为主，或伴乳头痛、乳头溢液等。

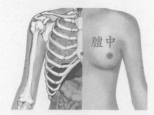

1. 用拇指自下而上推膻中穴约2分钟，以局部出现酸胀感为佳。

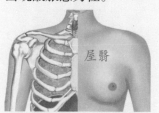

2. 用拇指按揉屋翳穴3～5分钟，以局部出现酸胀感为佳。

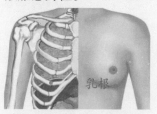

3. 用食指或中指缓慢点揉位于肋间隙内的乳根穴5～10分钟。

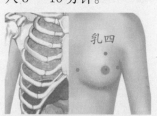

4. 用拇指点揉乳四穴3～5分钟，以局部出现酸胀感为佳。

慢性盆腔炎

【典型症状】下腹部有坠胀和疼痛感，下腰部酸痛，月经和白带量增多。

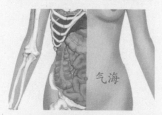

1. 用拇指按揉气海穴3～5分钟，以局部出现酸胀感为佳。

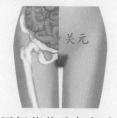

2. 用拇指指腹轻轻点按关元穴约2分钟。

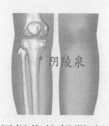

3. 用拇指按揉阴陵泉穴3～5分钟，以局部出现酸胀感为佳。

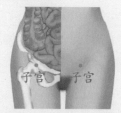

4. 用双手拇指按压两旁子宫穴5分钟，以腹腔内有热感为最佳。

经前紧张综合征

【典型症状】烦躁易怒、失眠、疲乏、浮肿、头痛、乳房胀痛等。

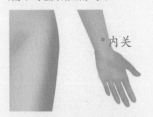

1.用拇指点按内关穴约1分钟，以局部感到酸胀并向腕部和手放射为佳。

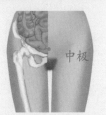

2.用拇指按揉中极穴3～5分钟，以局部出现酸胀感为佳。

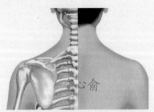

3.用两手拇指指腹按揉心俞穴3～5分钟，以局部出现酸胀感为佳。

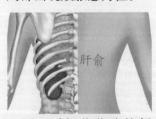

4.用两手拇指指腹按揉肝俞穴3～5分钟，以局部出现酸胀感为佳。

女性性冷淡

【典型症状】性爱抚无反应或快感反应不足，性交时阴道干涩、疼痛等。

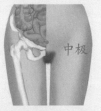

1.用拇指指腹按揉中极穴约2分钟，以局部出现酸胀感为佳。

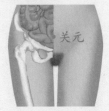

2.用拇指指腹点按关元穴约2分钟，以局部出现酸胀感为佳。

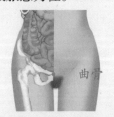

3.用拇指指腹按揉曲骨穴约2分钟，以局部出现酸胀感为佳。

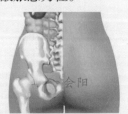

4.用拇指指腹按揉会阳穴约2分钟，以局部出现酸胀感为佳。

遗精

【典型症状】精液频繁遗泄，或梦遗，并伴有精神萎靡、腰酸腿软等。

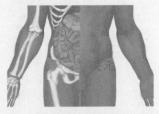

1.用拇指指腹轻轻点按关元穴约2分钟。

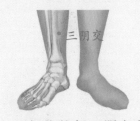

2.用拇指按揉三阴交穴3～5分钟，以局部出现酸胀感为佳。

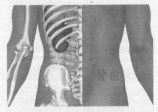

3.用两手拇指指腹按揉肾俞穴3～5分钟，以局部出现酸胀感为佳。

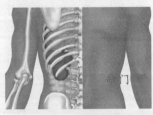

4.用拇指指腹按揉命门穴约2分钟，以局部出现酸胀感为佳。